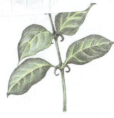

常用中药

手绘彩色图谱

第三部

李越峰 严兴科 郭清毅 主编

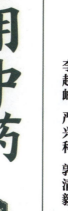

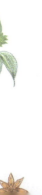

甘肃科学技术出版社

甘肃·兰州

图书在版编目（CIP）数据

　　常用中药手绘彩色图谱. 第三部 / 李越峰，严兴科，郭清毅主编. -- 兰州：甘肃科学技术出版社，2024. 8.
ISBN 978-7-5424-3233-9

　　Ⅰ. R282-64

中国国家版本馆 CIP 数据核字第 20247U1H79 号

常用中药手绘彩色图谱. 第三部

李越峰 严兴科 郭清毅 主编

责任编辑　陈　槟
封面设计　石　璞

出　版　甘肃科学技术出版社
社　址　兰州市城关区曹家巷 1 号　　730030
电　话　0931-2131575（编辑部）　0931-8773237（发行部）

发　行　甘肃科学技术出版社　　　印　刷　兰州人民印刷厂
开　本　787 毫米×1092 毫米　1/32　印　张　8.875　字　数　200 千
版　次　2024 年 11 月第 1 版
印　次　2024 年 11 月第 1 次印刷
印　数　1~1000
书　号　ISBN 978-7-5424-3233-9　　　定　价　68.00 元

陆

消
食
药

鸡内金

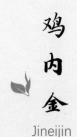

GALLI GIGERII ENDOTHELIUM CORNEUM

Jineijin

【来　源】本品为雉科动物家鸡*Gallus gallus domesticus* Brisson 的干燥沙囊内壁。杀鸡后，取出鸡肫，立即剥下内壁，洗净，干燥。

【药　性】甘，平。归脾、胃、小肠、膀胱经。

【功　效】健胃消食，涩精止遗，通淋化石。

【应　用】用于食积不消，呕吐泻痢，小儿疳积，遗尿，遗精，石淋涩痛，胆胀胁痛。

1. 饮食积滞证，小儿疳积：治饮食积滞，脘腹胀满，可单用研末服，或与六神曲为伍，如复方鸡内金片（《部颁标准》）。治食滞脾胃所致的疳证，症见不思饮食、面黄肌瘦，腹部膨胀，消化不良等，可与使君子、茯苓、谷精草等同用。如疳积散（《中国药典》）。

2. 遗尿，遗精：可单用炒焦研末服，或与菟丝子、桑螵蛸等同用。

3. 石淋涩痛，胆胀胁痛：治石淋涩痛。常与金钱草、海金沙等同用。治胆胀胁痛，可与郁金、金钱草等同用。

鸡内金

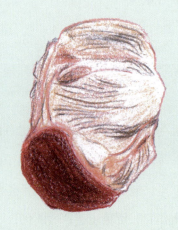

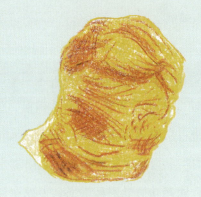

GALLIgiGERII ENDOTHELIUM CORNEUM

【用法用量】3~10g。

【使用注意】脾虚无积滞者慎用。

【现代研究】

本品有促进胃液分泌，调节胃肠运动功能，增强胃蛋白酶、胰脂肪酶活性，加强膀胱括约肌收缩，减少尿量，提高觉醒，抗凝血，降脂，降糖等多种药理作用。

1. 化学成分：鸡内金含胃激素、角蛋白、微量胃蛋白酶、淀粉酶、多种维生素与微量元素，以及18种氨基酸等。组织化学方法显示砂囊的角蛋白样含一种糖蛋白，它的半胱氨酸的含率低于一般上皮角蛋白。出生3~4周的小鸡砂囊内膜，含蓝绿色素和黄色素，分别为胆汁三烯和胆绿素的黄色衍生物。砂囊含维生素（总量100g）：维生素B_1–100μg，B_2–200μg，尼克酸7.0mg，抗坏血酸5mg。抗坏血酸含量，每克砂囊含还原型的0.11mg，总抗坏血酸0.12mg；总抗坏血酸中，还原型占92%，氧化型占8%。

2. 药理作用：鸡内金具有抗氧化、改善血糖血脂水平和血液流变学参数以及改善肠胃功能等药理作用。人口服鸡内金后胃液分泌量、酸度及消化力均见增高，其中消化力之增加出现较迟缓，维持也较久。服药后胃运动机能明显增强，表现在胃运动期延长及蠕动波增强，由于胃运动增强，故胃排空率也大大加快。鸡内金本身内并不含有任何消化酶，其对胃分泌及运动的影响，并非服药后立即产生，而必须经过一段时间，故其作用是由药物被消化后进入血液内之某种体液因素引起的。

【处方用名】鸡内金、炒鸡内金、醋鸡内金。

【炮制方法】

1. 鸡内金：取原药材，除去杂质，洗净，干燥。

2. 炒鸡内金：（1）将净鸡内金置热锅内，用中火加热，炒至表面焦黄色，取出，放凉。（2）取砂置炒制容器内，用中火加热至滑利状态，容易翻动时，投入大小一致的鸡内金，不断翻动，炒至鼓起卷曲、酥脆、呈淡黄色时取出，筛去砂子，放凉。

3. 醋鸡内金：将鸡内金压碎，置锅内用文火加热，炒至鼓起，喷醋，取出，干燥。每100kg鸡内金，用醋15kg。

【质量要求】

1. 鸡内金：本品呈不规则的卷状片，表面黄色、黄褐色或黄绿色，片薄而半透明，具明显的条状皱纹。质脆，易碎，断面角

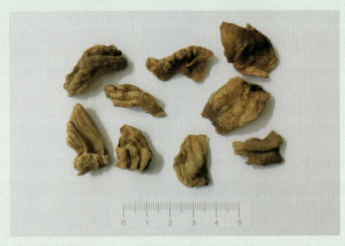

砂烫鸡内金

质样，气微腥，味微苦。本品水分不得过15.0%；总灰分不得过2.0%；醇溶性浸出物不得少于7.5%。

2. 炒鸡内金：本品表面暗黄褐色或焦黄色，用放大镜观察，显颗粒状或微细泡状。轻折即断，断面有光泽。

3. 醋鸡内金：本品褐黄色，鼓起，略有醋气。

【炮制作用】

1. 鸡内金：味甘，性平。归脾、胃、小肠、膀胱经。具有健胃消食，涩精止遗，通淋化石的功能。鸡内金长于攻积，通淋化石。用于泌尿系结石和胆道结石。

2. 炒鸡内金：质地酥脆，便于粉碎，矫正不良气味，并能增强健脾消积、固精缩尿止遗的作用。用于消化不良，食积不化，脾虚泄泻及遗精、遗尿等。

3. 醋鸡内金：质酥，易碎，矫正了不良气味，有疏肝助脾的作用，用于脾胃虚弱或肝脾失调，消化失常，脘腹胀满。如治肝脾失调，消化失常。

【民间用法】

干姜鸡内金羊肉汤

羊肉250g，干姜15g，鸡内金12g、红枣4枚。羊肉洗净切块，放入锅中炒至水干，干姜、鸡内金、红枣（去核）洗净，把全部用料一齐放入锅中，加清水适量，武火煮沸后，文火煮1~2h，加盐调味即可，随量饮汤食肉。具有温中散寒，健脾止泻的功效，适宜脾胃虚寒致慢性肠炎患者食用，对治疗脘腹冷痛、肠鸣泄泻

大便水样等效果明显。但是肠胃湿热泻泄、外感发热者不宜(《食
疗养生药膳百科》)。

【贮存】置干燥处，防蛀。

驱虫药

苦棟皮

MELIAE CORTEX

Kulianpi

【来 源】本品为棟科植物川棟 *Melia toosendan* Sieb.et Zucc.或棟 *Melia azedarach* L. 的干燥树皮和根皮。春、秋二季剥取，晒干，或除去粗皮，晒干。

【药 性】苦，寒；有毒。归肝、脾、胃经。

【功 效】杀虫，疗癣。

【应 用】用于蛔虫病，蛲虫病，虫积腹痛；外治疥癣瘙痒。

1. 肠道寄生虫病：治蛔虫病，可单用煎水或熬膏敷用，或与鹤虱、槟榔等同用，如化虫丸（《太平惠民和剂局方》）。治蛲虫病，可与百部、乌梅同用，每晚煎取浓液作保留灌肠，连续2~4d。

2. 皮肤瘙痒：治疥、癣、湿疹等皮肤瘙痒，可单用为末，醋或猪脂调敷患处。

【用法用量】3~6g。外用适量，研末，用猪脂调敷患处。

【使用注意】本品有毒，不宜过量或持续久服。孕妇及脾胃虚寒者慎用。

苦楝皮

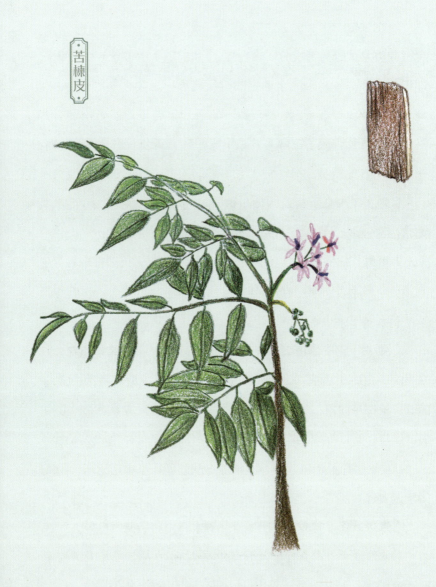

MELIAE CORTEX

【现代研究】

1. 化学成分：苦楝皮主要含有三萜类、挥发油类、甾体类、有机酸类及黄酮类等成分。在根皮、干皮中的主要成分为苦楝素，即川楝素和另一尚未完全确定的微量成分。还含有其他成分：印楝波灵 A、印楝波灵 B、梣皮酮、葛杜宁、苦里酮、苦内酯、苦洛内酯，以及苦楝子三醇等。在干皮中还有正卅烷、β–谷甾醇、葡萄糖和其他微量成分。种子含多种脂肪酸，其中不饱和酸约占35%，主成分为亚油酸（45%~50%）、油酸（32%~40%）。果实油含肉豆蔻酸、亚油酸、油酸、棕榈酸、棕榈油酸。

2. 药理作用：本品具有杀虫、抗肿瘤、抗菌、抗肉毒中毒等生物活性，临床上常用于驱虫和治疗皮肤疾病。川楝、苦楝的根皮或干皮（剥去外层棕色粗皮的内白皮）中所含的苦楝素，有驱蛔作用。苦楝子的酒精浸液，对若干常见的致病性真菌在体外有较明显的抑制作用；热水提取物也有抗真菌作用；但水浸剂特别是煎剂，效力较醇浸剂弱。因此，苦楝子治疗头癣等真菌感染时，用酒精制剂可提高疗效。苦楝素能兴奋兔在位及离体肠肌，使张力和收缩力增加，故用以驱虫时，不需另加泻药，对血象、血压，呼吸、子宫等均无明显影响。

【处方用名】楝皮、川楝皮、苦楝皮。

【质量要求】本品水分不得过12.0%，总灰分不得过10.0%，按干燥品计算，含川楝素（$C_{30}H_{38}O_{11}$）应为0.010%～0.20%。

【贮存】置通风干燥处，防潮。

南瓜子

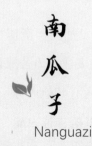

SEMEN CUCURBITAE

Nanguazi

【来　源】葫芦科南瓜属植物南瓜 *Cucurbita moschata* （Duch.）Poiret的种子。秋季采摘成熟果实，取出种子，洗净晒干。

【药　性】甘，温。归胃、大肠经。

【功　效】驱虫。

【应　用】用于绦虫病，血吸虫病。绦虫病可单味生用；若与槟榔、玄明粉同用则疗效更佳。一般先用本品60~120g（连壳生用），研粉，冷开水调服；2h后服槟榔60~120g的水煎液；再过30min，用开水冲服玄明粉15g，促使泻下，有利排虫。此外，若治血吸虫病，须大剂量（120~200g），长期服用。

【用法用量】研粉，60~120g，冷开水调服。

【现代研究】

1. 化学成分：含南瓜子氨酸、脂肪油、蛋白质及维生素A、B_1、B_2、C，又含胡萝卜素。脂肪油中的主要成分为亚麻仁油酸、油酸、硬脂酸等甘油酯。

·南瓜子·

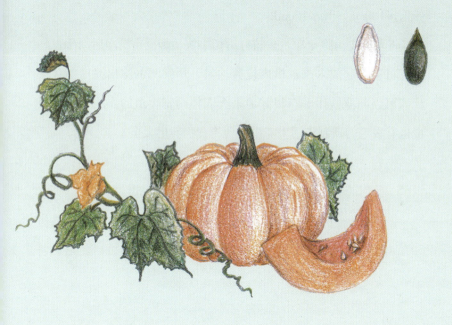

SEMEN CUCURBITAE

2. 药理作用：南瓜子具有麻痹或驱杀绦虫、血吸虫，抗高血压、抗氧化、抗炎、降血糖、改善前列腺功能等多种药理作用。

【处方名】南瓜子。

【民间用法】

南瓜子苹果汁

红苹果100g，豌豆苗30g，南瓜子1小匙，啤酒酵母粉1小匙，养乐多100mL，开水150mL。

将苹果皮消除干净，去核籽后切小块。豌豆苗洗净后沥干，将所有材料一起放入果汁机内搅拌均匀，用细滤网滤出纯净的蔬果汁即可，随意饮用。有很好地杀灭人体内寄生虫的作用，对血吸虫也有一定的抵制作用（《中国药物食物养生大全》）。

捌

止血药

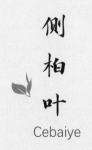

侧柏叶

PLATYCLADI CACUMEN

Cebaiye

【来　源】为柏科植物侧柏*Platycladus orientalis*（L.）Franco的干燥枝梢和叶。

【药　性】苦、涩，寒。归肺、肝、脾经。

【功　效】凉血止血，化痰止咳，生发乌发。

【应　用】血热出血，治吐血、衄血；肺热咳嗽；脱发斑秃、须发早白，治肝肾不足，精血亏虚之脱发斑秃、须发早白。

【用法用量】6~12g。外用适量。

【现代研究】

1. 化学成分：（1）黄酮类：槲皮苷、杨梅苷、芦丁、山奈酚、穗花杉双黄酮、扁柏双黄酮等；（2）挥发油类：α-石竹烯、β-石竹烯、α-蒎烯、3-蒈烯、柠檬烯、雪松醇、柏木脑、乙酸松油酯等；（3）鞣质类；（4）多糖类：葡萄糖、甘露糖、阿拉伯糖、半乳糖、鼠李糖等。

2. 药理作用：对金黄色葡萄球菌、大肠杆菌、产气杆菌、四

侧柏叶

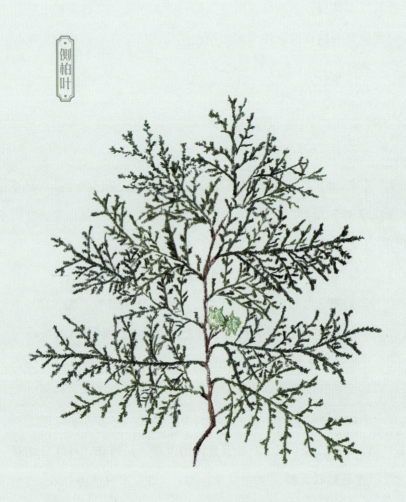

PLATYCLADI CACUMEN

联球菌均有抑制作用；侧柏叶提取物对苏云金芽孢杆菌和金黄色葡萄球菌具有较强的抗菌活性。侧柏叶水煎液对耳廓炎症和腹腔炎症模型小鼠有抗急性炎症作用；此外侧柏叶具有抗氧化、抗肿瘤、止血、促进毛发生长等药理作用。

【处方用名】侧柏叶、侧柏叶炭。

【炮制方法】侧柏叶炭：取净侧柏叶，照炒炭法炒至表面黑褐色，内部焦黄色。

【质量要求】杂质不得超过6%；水分不得过11.0%，总灰分不得过10.0%，酸不溶性灰分不得过3.0%，本品按干燥品计算，含槲皮苷（$C_{21}H_{20}O_{11}$）不得少于0.10%。

【民间用法】

柏叶猪鼻汤

猪鼻肉60g，生侧柏叶30g，金钗石斛6g，柴胡10g，蜂蜜60g，30度米酒30g。将猪鼻肉刮洗干净，与侧柏叶、金钗石斛、柴胡共放于砂锅内加清水4碗，煎取1碗，取汁后冲入蜂蜜、米酒，和匀饮服。每日1剂，2~4剂为1疗程，连服3~4疗程。具有清热通窍，养阴扶正的功效，适用于鼻渊，脑漏，鼻流臭涕等症（《中国药膳大辞典》）。

【贮存】在梅雨季节易潮湿、发霉，使叶子变黑，影响品质。因此，在梅雨季节应经常检查，防止发霉。

炮姜

ZINGIBERIS RHIZOMA PRAEPARATUM

Paojiang

【来 源】为干姜的炮制加工品。

【药 性】辛，热。归脾、胃、肾经。

【功 效】温经止血，温中止痛。

【应 用】虚寒出血，治吐血、衄血，腹痛吐泻，治寒凝脘腹疼痛。用于阳虚失血，吐衄崩漏，脾胃虚寒。

【用法用量】3~9g。

【现代研究】

1. 化学成分：（1）挥发油类：莰烯、桧烯、α-姜黄烯、龙脑、桉叶油醇、β-蒎烯等；（2）姜酚类：6-姜酚、8-姜酚、10-姜酚、6-姜烯酚、6-姜辣素、姜酮等；（3）多糖类；（4）无机元素：铁、铜、锌、镉、锰、铅。

2. 药理作用：炮姜水煎液具有抗凝血活性、炮姜水煎液对大鼠应激性胃溃疡、醋酸诱发胃溃疡、幽门结扎型胃溃疡具有明显抑制作用、抗炎活性、抗肿瘤活性、抗氧化活性。

炮姜

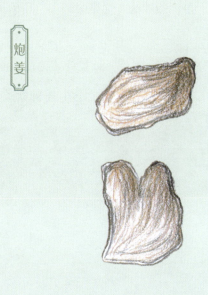

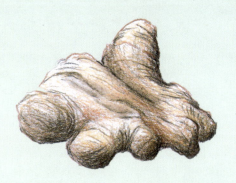

ZINGIBERIS RHIZOMA PRAEPARATUM

【处方用名】炮姜。

【炮制方法】取干姜，照炒法（通则0213），用砂烫至鼓起，表面棕褐色。

【质量要求】水分不得过12.0%，总灰分不得过7.0%，浸出物不得少于26.0%，本品按干燥品计算，含6-姜辣素（$C_{17}H_{26}O_4$）不得少于0.30%。

【贮存】置阴凉干燥处，防蛀。

玖

活血化瘀药

乳香

Ruxiang

OLIBANUM

【来 源】为橄榄科植物乳香树*Boswellia carterii* Birdw.及同属植物*Boswellia bhaw-dajiana* Birdw.树皮渗出的树脂。分为索马里乳香和埃塞俄比亚乳香，每种乳香又分为乳香珠和原乳香。

【药 性】辛、苦，温。归心、肝、脾经。

【功 效】活血定痛，消肿生肌。

【应 用】可用于血瘀气滞诸痛，淤血阻滞，心腹疼痛，癥瘕积聚；痈肿疮疡，治疮疡肿毒初起。

【用法用量】煎汤或入丸、散，3~5g；外用适量，研末调敷。

【现代研究】

1. 化学成分：（1）三萜类：α-乳香酸、α-乙酰乳香酸、α-香树素、11-羰基-β-乳香酸、β-乳香酸、3-乙酰基-β-乳香酸、3-乙酰基-11-羰基-β-乳香酸、熊果-12-烯-23-酸、9，11-去氢-α-乳香酸、表羽扇豆酸、乙酰羽扇豆酸、羽扇豆酸等；（2）二萜类：乳香树脂醇、西松烷型大环二萜、香木兰烷型二萜

乳香

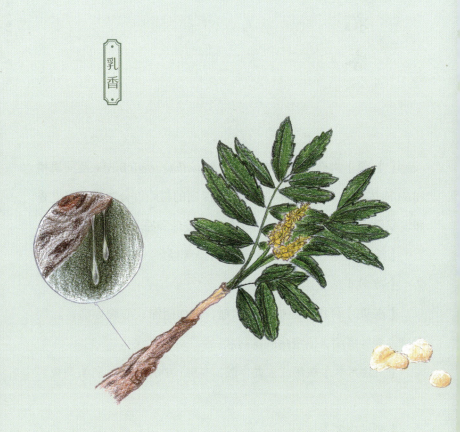

OLIBANUM

等；（3）单萜类成分：（4）其他类成分：多聚糖以及木糖、鼠李糖、阿拉伯糖、β–谷甾醇、鞣酐和一些长链脂肪酸等类成分。

2. 药理作用：5%的乳香提取物对牙龈卟啉单胞菌和具核梭菌2种牙周致病菌具有抑制作用，乳香酸类对角叉菜胶诱导的小鼠足跖水肿和大鼠腹腔注射后的胸膜炎的抗炎效果最明显。乳香树树脂提取物可以改善关节炎患者膝关节间隙，减少骨刺，降低血清中高敏感C反应蛋白的水平，缓解患者疼痛和僵硬。乳香粗提物，特别是乳香酸类化合物对乳腺癌、神经胶质瘤等多种肿瘤细胞增殖及转移都具有抑制作用。此外还具有调节糖脂代谢紊乱、抗菌、抗纤维化等作用。

【处方用名】乳香、醋乳香。

【炮制方法】

1. 乳香：取原药材，除去杂质，将大块者砸碎。

2. 醋乳香：取净乳香，置炒制容器内，用文火加热，炒至冒烟，表面微熔，喷淋定量的米醋，边喷边炒至表面呈油亮光泽时，迅速取出，摊开放凉。每100kg乳香，用米醋5kg。

3. 炒乳香：取净乳香，置炒制容器内，用文火加热，炒至冒烟，表面熔化显油亮光泽时，迅速取出，摊开放凉。

【质量要求】

1. 乳香：本品呈不规则乳头状小颗粒或小团块，表面黄白色，半透明，被有黄白色粉尘，久存则颜色加深。质坚脆，有黏性，遇热软化。具特异香气，味微苦。

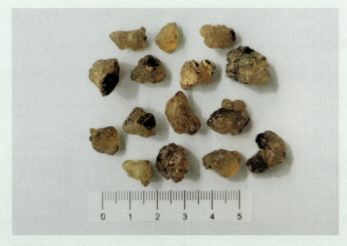

醋乳香

2.醋乳香：本品形如乳香颗粒或块，表面深黄色，显油亮，略有醋香气。

3.炒乳香：本品形如乳香颗粒或块，表面油黄色，微透明，质坚脆，具特异香气。

【炮制作用】乳香味辛、苦，性温。归心、肝、脾经。具有活血止痛、消肿生肌的功能。用于胸痹心痛，胃脘疼痛，痛经经闭，产后瘀阻，癥瘕腹痛，风湿痹痛，筋脉拘挛，跌打损伤，痈肿疮疡。生品气味辛烈，对胃的刺激较强，易引起呕吐，但活血消肿、止痛力强，多用于淤血肿痛或外用，如治疗疮疡肿痛，溃疡久不收口的乳香定痛散。

【民间用法】

清降饮

生大黄、乳香、生蒲黄各10g，川芎、红花各12g。将所有的药材用清水略洗，然后入锅加上适量的水，至没过所有药材为止，然后开火煎取汤汁。每日1剂。分3次口服。具有理气、活血、导滞的功效。适宜于气滞血瘀型肥胖症（《千家名老中医妙方秘典》）。

【贮存】贮干燥容器中，密闭，置干燥阴凉处，防潮。

没药

MYRRHA

Moyao

【来 源】为橄榄科植物地丁树 *Commiphora myrrha* Engl. 或哈地丁树 *Commiphora molmol* Engl. 的干燥树脂。分为天然没药和胶质没药。

【药 性】辛、苦，平。归心、肝、脾经。

【功 效】散瘀定痛，消肿生肌。

【应 用】用于胸痹心痛，胃脘疼痛，痛经经闭，产后瘀阻，癥瘕腹痛，风湿痹痛，跌打损伤，痈肿疮疡。血瘀气滞诸痛，痈肿疮疡。

【用法用量】3~5g，炮制去油，多入丸散用。

【现代研究】

1. 化学成分：（1）单萜类：香叶烯、α-蒎烯、β-蒎烯、莰烯、樟醇、α-侧柏酮、桃金娘烯醛、优葛缕酮等；（2）倍半萜类：（3S,4R）-3,9-二甲氧基没药酮、没药酮、（＋）-没药内酯A、（－）-没药内酯A、桉烷-1α,5β,11-三醇、柳杉二醇、没药醇 A、泽泻萜醇E、泽泻素等；（3）三萜类成分：乌苏烷型、齐墩果烷型、羽扇豆烷型、环阿尔廷型等；（4）其他类成分：多聚糖、甾体、木脂素等。

2. 药理作用：没药可降低溃疡性结肠炎大鼠体内肿瘤坏死因子-α、白细胞介素-1β、白细胞介素-6、前列腺素E2和一氧化氮等炎症生物标志物水平，在改善结肠炎方面具有有效的治疗价值。没药也具有抗炎镇痛作用，没药的水提取物可通过调节瞬时受体电位香草素1，减轻慢性收缩损伤小鼠的神经性疼痛和热超敏反应。此外没药还具有抗肿瘤、保肝、抗凝血、神经保护作用等药理作用。

【处方用名】没药、炒没药、炙没药、醋没药。

【炮制方法】

1. 没药：取原药材，除去杂质，砸成小块。

2. 醋没药：取净没药块，置炒制容器内，用文火加热，炒至冒烟，表面微熔，喷淋定量的米醋，边喷边炒至表面呈油亮光泽时，迅速取出，摊开放凉。每100kg没药块，用米醋5kg。

3. 炒没药：取净没药块，置炒制容器内，用文火加热，炒至冒烟，表面显油亮光泽时，迅速取出，摊开放凉。

【质量要求】

1. 没药：本品呈颗粒状或不规则碎块状，表面红棕色或黄棕色，表面粗糙，无光泽，附有粉尘。质坚脆。有特异香气，味苦而微辛。

没
药

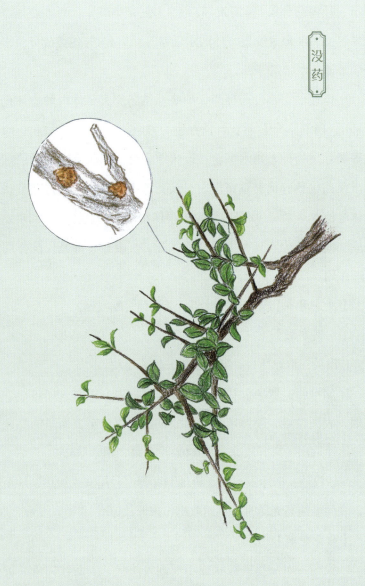

MYRRHA

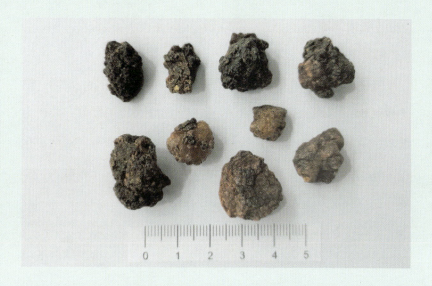

2.醋没药：本品呈不规则小块或类圆形颗粒状，表面黑褐色或棕褐色，显油亮光泽，具特异香气，略有醋香气，味苦而微辛。醋没药饮片酸不溶性灰分不得过8.0%，挥发油不得少于2.0%（mL/g）。

3.炒没药：本品形如没药颗粒或块，表面黑褐色或棕褐色，有光泽，气微香。

【炮制作用】没药味苦、辛、性平。归心、肝、脾经。具有散瘀定痛、消肿生肌的功能。用于胸痹心痛，胃脘疼痛，痛经经闭，产后瘀阻、癥瘕腹痛，风湿痹痛，跌打损伤，痈肿疮疡。生品气味浓烈，对胃有一定的刺激性，容易引起恶心、呕吐，故多外用。醋没药能增强活血止痛、收敛生肌的作用，缓和刺激性，便于服用，易于粉碎，并能矫臭矫味。炒没药能缓和刺激性，便于服用，易于粉碎。

【民间用法】

橘核乳没蜜饮

橘核、蜂蜜各30g，乳香、没药各10g。将橘核拣杂、洗净，晒干或烘干，与拣杂后的乳香、没药一起用微火再烘片刻，共研为细末，瓶装、防潮，备用。每日3次，每次5g。具有行气通络、化瘀止痛的功效，本食疗方适用于乳腺增生患者，对气滞血瘀、疼痛等症也有效（《乳腺疾病药膳治疗》）。

【贮存】密闭，置干燥阴凉处，防潮。

红花

CARTHAMI FLOS

Honghua

【来　源】本品为菊科植物红花*Carthamus tinctorius* L.的干燥花。夏季花由黄变红时采摘，阴干或晒干。

【药　性】辛，温。归心、肝经。

【功　效】活血通经，散瘀止痛。

【应　用】用于经闭，痛经，恶露不行，癥瘕痞块，胸痹心痛，瘀滞腹痛，胸胁刺痛，跌扑损伤，疮疡肿痛。

【用法用量】煎服，3~10g。外用适量。

【使用注意】孕妇慎用。

【现代研究】

1. 化学成分：本品含有黄酮类、生物碱类、聚炔类、木脂素类、烷基二醇类、有机酸类以及甾体类等化合物。主要有羟基红花黄色素A、山奈酚-3-O-芸香糖苷、8（Z）-十烯-4,6-二炔-1-O-β-D-吡喃葡萄糖苷、苯基（偶氮-1）-2-羟基萘等。

2. 药理作用：红花具有扩张血管、改善微循环的作用，红花有

红花

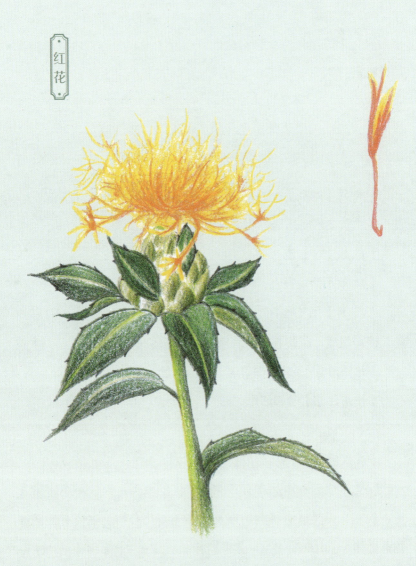

CARTHAMI FLOS

效成分红花黄色素和红花醌苷能有效降低血瘀模型小鼠的血栓长度；红花具有降压、抗心律失常的作用，可以作为 α、β 受体拮抗剂降压同时缓解痉挛，可以调节血管平滑肌、心室肌电生理作用而抗心律失常；红花具有治疗糖尿病及相关并发症的作用，红花黄色素可显著降低机体 MDA 水平并增加 SOD 的含量，提高抗氧能力，降低糖尿病肾病患者的血糖水平，改善胰岛素抵抗，增加对肾的保护作用；红花可以作用于 FXR 和 PXR 对胆汁进行调控、通过 FXR 和 PXR 以及 Nrf2 途径保护肝脏、防止肝损伤；可以通过 MAPK 的磷酸化、肺成纤维细胞 MRC-5 的降解改善肺脏功能；红花还可以治疗突发性耳聋，防治妇科疾病，通过调控 PI3K、AKT、BCL2 及 BAX 等蛋白的表达改善股骨头坏死。

【处方用名】红花、红蓝花。

【质量要求】照水溶性浸出物测定法（通则2201）项下的冷浸法测定，不得少于30.0%。含羟基红花黄色素A（$C_{27}H_{32}O_{16}$）不得少于1.0%，含山奈酚（$C_{15}H_{10}O_6$）不得少于0.050%。

【民间用法】

桃仁红花粥

桃仁10~15g，红花6~10g，粳米50~100g。先将桃仁捣烂如泥，与红花一并煎煮。去渣取汁，同粳米煮为稀粥，加红糖调味。每日1~2次，温热服。活血通经、祛瘀止痛。适用于气滞、血瘀、经闭、月经不调及冠心病、心绞痛、高血压等（《中国药膳大辞典》）。

【贮存】置阴凉干燥处，防潮，防蛀。

莪术

🌿

术

CURCUMAE RHIZOMA

Ezhu

【来　源】本品为姜科植物蓬莪术 *Curcuma phaeocaulis* Val.、广西莪术 *Curcuma kwangsiensis* S.G.Lee et C.F.Liang或温郁金 *Curcuma wenyujin* Y.H.Chen et C.Ling的干燥根茎。后者习称"温莪术"。冬季茎叶枯萎后采挖，洗净，蒸或煮至透心，晒干或低温干燥后除去须根和杂质。

【药　性】辛、苦，温。归肝、脾经。

【功　效】行气破血，消积止痛。

【应　用】用于癥瘕痞块，瘀血经闭，胸痹心痛，食积胀痛。

【用法用量】煎服。6~9g。

【使用注意】孕妇禁用。

【现代研究】

1. 化学成分：本品含有挥发油和姜黄素类、多糖类、甾醇类、酚酸类、生物碱类等，莪术挥发油主要成分为莪术醇、莪术二酮、吉马酮、β-榄香烯、莪术酮、莪术稀、呋喃二烯等单萜和倍半萜类化合物。

2. 药理作用：莪术起抗肿瘤作用主要成分为挥发油，其中姜黄素对肝癌的防治作用主要体现在抗氧化及自由基、抑制肝癌细胞转移、通过抗炎呈现抗肿瘤等；榄香烯能够抑制肿瘤血管生成、增强和改变免疫原，促进免疫反应、抑制细胞周期呈现抑制增殖和促进凋亡；莪术醇主要能抑制肝癌细胞血管生成，抑制细胞增殖、侵袭、转移，促进凋亡蛋白作用；吉马酮在肝癌细胞的增殖活性、凋亡基因调控方面有显著的药理学作用，这些成分通过调节多种关键信号通路，发挥抗炎、抑制肿瘤细胞增殖、诱导肿瘤细胞凋亡等作用。

【处方用名】莪术、广西莪术、蓬莪术、温莪术、醋莪术。

【炮制方法】

1. 莪术：取原药材，除去杂质，略泡，洗净，蒸软，切厚片，干燥。

2. 醋莪术：取净莪术，置煮制容器内，加入定量的米醋与适量水浸没药面，煮至透心，取出，稍晾，切厚片，干燥。

每100kg莪术，用米醋20kg。

【质量要求】水分不得过14.0%，总灰分不得过7.0%，酸不溶性灰分不得过2.0%，醇溶性浸出物含量不得少于7.0%，挥发油含量不得少于1.5%（mL/g）。

【炮制作用】莪术味辛、苦，性温。归肝、脾经。具有行气破血，消积止痛的功能。生品行气止痛，破血祛瘀力强，为气中

·莪术·

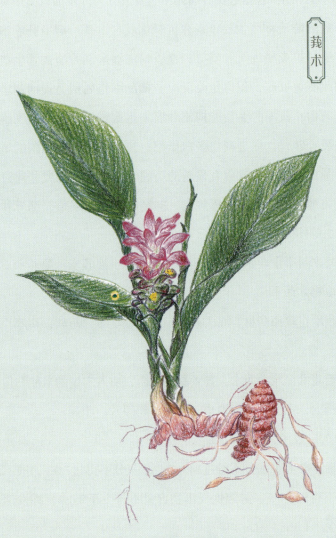

CURCUMAE RHIZOMA

血药，用于癥瘕痞块，瘀血经闭，胸痹心痛，食积胀痛。如治饮食积滞，胸腹痞满水痛，呕吐酸水的蓬术丸（《临床常用中药手册》）；治瘀滞经闭，小腹胀痛的莪术散（《准绳》）。

醋莪术主入肝经血分，散瘀止痛作用增强。如用于治胁下块的莪棱逐瘀汤（《中药临床应用》）；治心腹疼痛、胁下胀痛的金铃泻肝汤（《临床常用中药手册》）。

【民间用法】

莪术猪心汤

鲜莪术块根 25g，猪心 1 只，各种调味料。将鲜莪术块根洗净、切片。猪心放到水龙头下冲洗干净，然后切成两半放入沸水中氽烫备用。将所有材料放入锅中，加入适量清水并加入适当的调味料，用大火煮沸后，转小火将猪心煮烂，出锅前加盐调味即可。吃肉喝汤，每日 1 剂，连服数日。适用心胃气痛。此方对饮食积滞，亦有一定疗效（《新编保健药膳 500 种》）。

【贮存】置干燥处，防蛀。

鸡血藤

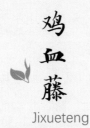

SPATHOLOBI CAULIS

Jixueteng

【来　源】本品为豆科植物密花豆*Spatholobus suberectus* Dunn的干燥藤茎。秋、冬二季采收，除去枝叶，切片，晒干。

【药　性】苦、甘，温。归肝、肾经。

【功　效】活血补血，调经止痛，舒筋活络。

【应　用】用于月经不调，痛经，经闭，风湿痹痛，麻木瘫痪，血虚萎黄。

【用法用量】煎服。9~15g。或浸酒服，或熬膏服。

【现代研究】

1. 化学成分：黄酮类化合物是鸡血藤主要成分，主要有黄酮类、黄酮醇类、二氢黄酮类、异黄酮类、黄烷类等。鸡血藤中还含有3-甲氧基杨梅素等酚类化合物；鸡血藤中的蒽醌类化合物主要为大黄素型类，包括大黄素甲醚、大黄酚、大黄素、大黄酸、芦荟大黄素等；鸡血藤中的苯丙素类化合物主要为香豆素类和木脂素类；鸡血藤中含有甾醇类化合物，主要有β-谷甾醇、胡萝卜

鸡血藤

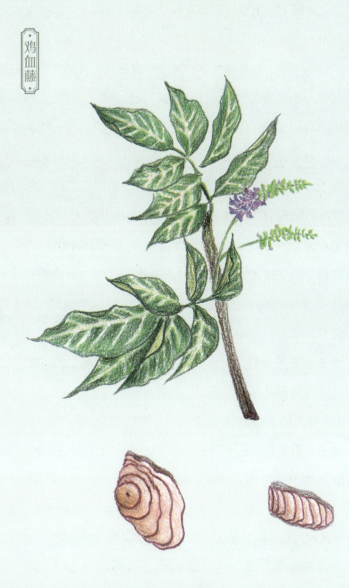

SPATHOLOBI CAULIS

苷等；鸡血藤中含有脱落酸、8,9–二羟基巨豆–4,6–二烯–3–酮等萜类化合物。

2. 药理作用：鸡血藤对多种肿瘤细胞都具有抑制作用，其作用机制主要与诱导肿瘤细胞死亡、阻滞细胞周期、抑制肿瘤细胞转移和清除自由基相关。鸡血藤醇提物、总黄酮以及一些单体化合物对心脑血管系统的作用机制与抗脂质过氧化、抑制相关信号通路等相关。鸡血藤醇提物提高黄颡鱼肝、胰脏、脾脏、肾等组织SOD、过氧化氢酶（CAT）活性，提高谷胱甘肽（GSH）、GSH-Px含量，降低MDA含量，提高血清NO含量及补体C3和白蛋白水平，发挥积极的免疫调节作用。鸡血藤醇提物、水提物的抗氧化活性与其所含的多酚、黄酮类化合物密切相关。鸡血藤60%乙醇提取物具有抗甲型流感病毒、乙型肝炎病毒和单纯疱疹病毒Ⅰ型活性。鸡血藤还具有肝保护、抗炎、抗肥胖、镇痛、抗抑郁、调节免疫、镇静和催眠等作用。

【处方用名】鸡血藤。

【质量要求】水分不得过13.0%，总灰分不得过4.0%，照醇溶性浸出物测定法项下的热浸法测定，用乙醇作溶剂，不得少于8.0%。

【民间用法】

鸡血藤煲鸡蛋

鸡血藤30g，鸡蛋2个，白砂糖少许。鸡血藤和鸡蛋加清水2碗同煮。鸡蛋熟后去壳，再煮至1碗汤汁后加白糖少许即可。弃药渣、饮汤吃蛋。每晚服用。活血补血、舒筋活络。适用于闭经、月经不调、贫血、面色苍白等症（《中国药膳大辞典》）。

【贮存】置通风干燥处，防霉，防蛀。

拾

化痰止咳平喘药

胖大海

STERCULIAE LYCHNOPHORAE SEMEN

Pangdahai

【来　源】本品为梧桐科植物胖大海*Sterculia lychnophora* Hance 的干燥成熟种子。

【药　性】甘，寒。归肺、大肠经。

【功　效】清热润肺，利咽开音，润肠通便。

【应　用】用于肺热声哑，干咳无痰，咽喉干痛，热结便秘，头痛目赤。

【用法用量】2~3枚，沸水泡服或煎服。

【现代研究】

1. 化学成分：胖大海主要含有糖类、黄酮类、生物碱类、有机酸类等化合物。其富含多糖，主要为半乳糖、阿拉伯糖、鼠李糖、葡萄糖、木糖、半乳糖醛酸等；游离脂肪酸主要包含亚油酸、软脂酸、油酸和硬脂酸等及一些微量元素Ca、K、Me、P、S等。从胖大海中提取了3种黄酮类化合物，即山奈酚3-O-β-D-葡糖苷、山奈酚-3-O-β-D-芸香糖苷和异鼠李素-3-O-β-D-芸香

·胖大海·

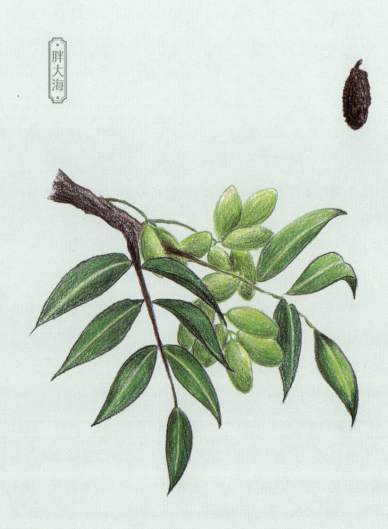

STERCULIAE LYCHNOPHORAE SEMEN

160

糖苷。种子外层含西黄芪胶黏素。

2.药理作用：胖大海的强吸水性能够增加肠内容积，促进肠蠕动，因而具有通便的作用。胖大海提取液可抑制草酸钙结晶形成，可抑制营养性肥胖大鼠的脂肪酸合成酶活性及其摄食量，从而达到减肥作用。胖大海乙醇提取物能够较高效地清除自由基，且在降低铁氰化钾的含量方面表现出明显的浓度依赖性。胖大海还具有治疗间质性肺病的作用，其中，低、中浓度胖大海组和吡非尼酮组的疗效相对较好。胖大海中分离得到的 1 种脑苷脂类化合物对过氧化氢诱导的 SH–SY5Y 细胞损伤具有神经保护作用。此外，胖大海还具有降压、免疫调节、抑制黑色素生成等药理作用。

【处方用名】胖大海。

【质量要求】水分不得过16.0%，本品每1kg含黄曲霉毒素B_1不得过5μg，黄曲霉毒素G_2、黄曲霉毒素G_1、黄曲霉毒素B_2和黄曲霉毒素B_1的总量不得过10μg。

【民间用法】

《慎德堂方》中采用胖大海五枚、甘草50g，炖茶饮服，用于外感干咳失音、咽喉燥痛、牙龈肿痛，肺热较甚，咽痛较重者，可配金银花、元参等清热解毒利咽之品共用。

《医界春秋》用胖大海数枚，开水泡发，去核，加冰糖调服，治大便出血。

【贮存】置干燥处，防霉，防蛀。

瓜
蒌

Gualou

TRICHOSANTHIS FRUCTUS

【来 源】本品为葫芦科植物栝楼*Trichosanthes kirilowii* Maxim.或双边栝楼*Trichosanthes rosthornii* Harms的干燥成熟果实。秋季果实成熟时，连果梗剪下，置通风处阴干。

【药 性】甘、微苦、寒。归肺、胃、大肠经。

【功 效】清热涤痰，宽胸散结，润燥滑肠。

【应 用】用于肺热咳嗽，痰浊黄稠，胸痹心痛，结胸痞满，乳痈，肺痈，肠痈，大便秘结。

【用法用量】煎服，9~15g。

【使用注意】本品甘寒而滑，脾虚便溏者及寒痰、湿痰证忌用。不宜与川乌、制川乌、草乌、制草乌、附子同用。

【现代研究】

1. 化学成分：三萜类、黄酮类、植物甾醇类、脂肪酸类以及氨基酸和蛋白质类、生物碱、多糖等。

2. 药理作用：改善心血管系统，镇咳祛痰，抗炎，提高免疫，

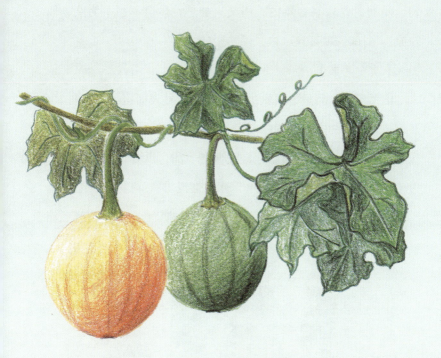

TRICHOSANTHIS FRUCTUS

抗菌，抗肿瘤，抗氧化。

【处方用名】瓜蒌、全瓜蒌、蜜瓜蒌。

【炮制方法】

1. 瓜蒌：压扁，切丝或切块，置通风处阴干。

2. 蜜瓜蒌：取熟蜜，加适量开水稀释，淋入净瓜蒌丝或块中拌匀，闷润，置炒制容器内，用文火加热，炒至不粘手为度，取出晾凉。每100kg瓜蒌丝或块，用熟蜜15kg。

【质量要求】

1. 瓜蒌：本品呈不规则的丝或块状。外表面橙红色或橙黄色，皱缩或较光滑；内表面黄白色，有红黄色丝络，果瓤橙黄色，与多数种子黏结成团。具焦糖气，味微酸、甜。瓜蒌饮片含水分不得过16.0%，总灰分不得过7.0%，水溶性浸出物不得少于31.0%。

2. 蜜瓜蒌：本品形如瓜蒌丝或块，呈棕黄色，微显光泽，略带

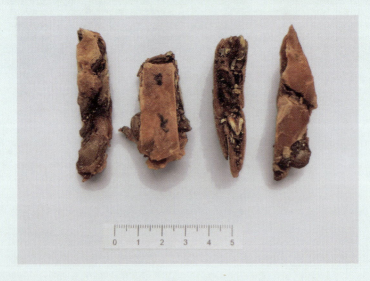

黏性。味甜。

【炮制作用】蜜瓜蒌润燥作用增强，其用途、用法与蜜瓜蒌皮相似，尤适于肺燥咳嗽而又大便干结者。如贝母瓜蒌散证兼便秘者，方中即可用蜜瓜蒌。

【民间用法】

瓜蒌药膳方

中医学认为，瓜蒌性寒，味甘、苦。具有清热化痰、润肺滑肠、消痈散结等作用。适用于肺热喘咳痰多、大便秘结等，尤适用于哮喘表现胸部痹闷、大便干结、舌苔黏腻者。有人报道，用瓜蒌薤白半夏汤加减治疗哮喘38例，有效率达91.7%。治疗哮喘的瓜蒌药膳方如下，可酌情选用（《哮喘用药与饮食调养》）。

1. 瓜蒌、薤白各15g，半夏10g，大米100g，饴糖适量。前3味水煎取汁，大米煮成粥，加饴糖调味即可。每日1剂，分2次服用。具有清热宣肺、化痰止咳、平喘等作用。适用于哮喘痰多便秘等。

2. 瓜蒌15g，柚子皮20g，霜桑叶10g，大米60g，木糖醇适量。前3味水煎取汁，入大米煮成粥，加木糖醇调味即可。每日1剂，分2次服用。具有清热宣肺、化痰定喘等作用适用于热哮等。

3. 瓜蒌1个，胡椒7粒，蜂蜜适量。瓜蒌焙干研为末，与胡椒末一起和匀，备用。每日2次，每次3g，用米汤水送服，具有清热化痰、润肺润肠、温中和胃等作用。适用于热哮等。

【贮存】贮干燥容器内，蜜瓜蒌密闭，置阴凉干燥处，防霉，防蛀。

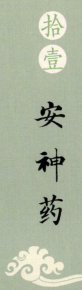

拾壹

安神药

酸枣仁

ZIZIPHI SPINOSAE SEMEN

Suanzaoren

【来 源】本品为鼠李科植物酸枣*Ziziphus jujuba* Mill.var.*spinosa*（*Bunge*）Hu ex H.F.Chou的干燥成熟种子。产于辽宁、河北、山西等地。秋末冬初采收成熟果实，除去果肉和果壳，收集种子，晒干。

【药 性】甘、酸，平。归肝、胆、心经。

【功 效】养心补肝，宁心安神，敛汗，生津。

【应 用】用于虚烦不眠，惊悸多梦，体虚多汗，津伤口渴。

【用法用量】煎服，10~15g。

【使用注意】酸枣仁多润，滑泄症人群慎服。实邪郁火、肝旺烦躁肝强不眠人群慎服。

【现代研究】

1. 化学成分：本品含黄酮类化合物、皂苷及三萜类化合物、生物碱、脂肪油、酚酸化合物、维生素C、多种氨基酸和微量元素等。其中含量最高，药理作用最广泛的为酸枣仁皂苷。

169

2. 药理作用：本品具有催眠镇静、抗惊厥、抗抑郁、抗焦虑、抗心律失常及心肌缺血、改善血液流变学、降血压、降血脂、防止动脉粥样硬化、抗炎、增强免疫及抗肿瘤等多种药理作用。

【处方用名】酸枣仁、炒酸枣仁、枣仁。

【炮制方法】

1. 酸枣仁：取原药材，去净杂质。用时捣碎。

2. 炒酸枣仁：取净酸枣仁，置炒制容器内，用文火加热，炒至鼓起，颜色加深，断面浅黄色时取出，用时捣碎。

【质量要求】

1. 酸枣仁：本品呈扁圆形或扁椭圆形。表面平滑，紫红色或紫褐色。一端有凹陷，可见线形种脐；另端有细小凸起的合点。种皮较脆。气微，味淡。酸枣仁饮片水分不得超过9.0%，总灰分不得过7.0%，含酸枣仁皂苷A不得少于0.030%，含斯皮诺素不得少于0.080%。

2. 炒酸枣仁：本品形如酸枣仁。微隆起，表面颜色加深，微具焦斑，断面浅黄色。略有焦香气，味淡。炒酸枣仁含水分不得超过7.0%，总灰分不得超过4.0%，含酸枣仁皂苷和斯皮诺素同生品。

【炮制作用】

酸枣仁味甘性平，入心经，具有养心补肝，宁心安神，敛汗，生津的功效。主要用于虚烦不眠，惊悸多梦，体虚多汗，津伤口渴等病症。其养心安神作用很强，多用于心阴不足和肝肾亏损的惊悸、健忘、眩晕、虚烦不眠等症。

·酸枣仁·

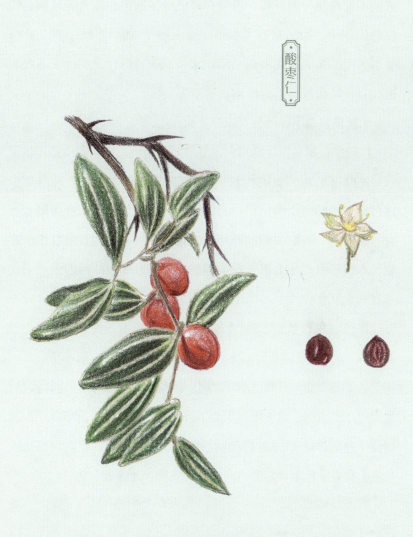

ZIZIPHI SPINOSAE SEMEN

炒酸枣仁作用与酸枣仁相似，其养心安神作用强于生酸枣仁。清炒不仅能使种皮开裂，易于有效成分的煎出，而且能起到杀酶保苷的作用。如陈嘉谟《本草蒙筌》曰："能治多眠不眠，必分生用炒用。多眠胆实有热，生研末，取茶叶旧汁，调吞；不眠胆虚有寒，炒作散，采竹叶煎汤送下"。

【民间用法】

1. 酸枣仁粥

先以粳米100g煮粥，临熟，下15g酸枣仁末再煮，最后加少许白糖调味即可。酸枣仁养心安神，与能益气的大米煮粥同食，有养阴宁心，补肝安神的作用。适用于心肝血虚所致的心悸、多梦、心烦、体虚自汗等（《养生随笔》）。

2. 龙眼酸枣仁饮

将炒酸枣仁捣碎，用纱布袋装；芡实12g，加水500mL，煮30min，加入龙眼肉和炒酸枣仁各12g，再煮30min；取出枣仁，加适量白糖，滤出汁液，随时饮用。该饮能养心安神，益肾固精。适宜用于心血虚、虚火内扰不能下济肾阴，出现心悸、失眠、健忘、神倦、遗精等症（《贫血症药膳治疗》）。

【贮存】贮干燥容器内，密封，置阴凉干燥处，防蛀。

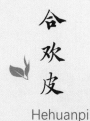

合欢皮

ALBIZIAE CORTEX

Hehuanpi

【来　源】本品为豆科植物合欢 *Albizia julibrissin* Durazz.的干燥树皮。全国大部分地区均产。夏、秋二季剥取，晒干。

【药　性】甘，平。归心、肝、肺经。

【功　效】解郁安神，活血消肿。

【应　用】用于心神不安，忧郁失眠，肺痈，疮肿，跌扑伤痛。

【用法用量】煎服，6~12g。外用适量，研末调敷。

【使用注意】溃疡病及胃炎患者慎服；风热自汗、外感不眠者禁服。合欢皮能收缩子宫，孕妇应在医生指导下服用。

【现代研究】

1. 化学成分：本品主要含有三萜类、木脂素、黄酮、甾醇、吡啶衍生物、脂肪酸甘油酯、鞣质（6.23%）及多糖等多种类型化学成分。

2. 药理作用：本品具有镇静安神、抗肿瘤、抗菌、抗焦虑、抗

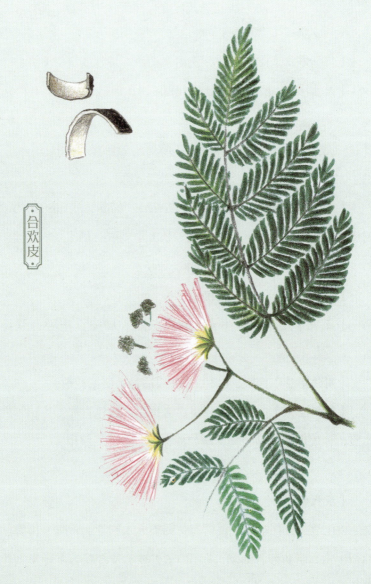

合欢皮

ALBIZIAE CORTEX

抑郁、增强免疫、抗生育、抗炎等多种药理作用。

【处方用名】合欢皮。

【炮制方法】除去杂质，洗净，润透，切丝或块，干燥。

【质量要求】本品水分不得超过10.0%，总灰分不得超过6.0%，醇溶性浸出物不得少于12.0%。含（−）-丁香树脂酚-4-O-β-D-呋喃芹糖基-（1→2）-β-D吡喃葡萄糖苷（$C_{33}H_{44}O_{17}$）不得少于0.030%。

【贮藏】置通风干燥处。

平肝息风药

天麻

GASTRODIAE RHIZOMA

Tianma

【来　源】本品为兰科植物天麻*Gastrodia elata* B1.的干燥块茎。产于湖北、四川、云南等地。立冬后至次年清明前采挖，立即洗净，蒸透，敞开低温干燥。

【药　性】甘，平。归肝经。

【功　效】息风止痉，平抑肝阳，祛风通络。

【应　用】用于小儿急慢惊风，大人中风涎壅，破伤风，头痛眩晕，肢体麻木，手足不遂，风湿痹痛。

【用法用量】煎服，3~10g。研末冲服，每次1~1.5g。

【使用注意】津液衰少，血虚、阴虚者慎用。

【现代研究】

1. 化学成分：本品含有酚性化合物及其苷类、有机酸及其酯类、甾体及其苷类、腺苷类、二酮类、氨基酸及多肽类、呋喃醛类、微量元素等。其中含量最高，种类最多的为芳香族化合物。

2. 药理作用：现代药理研究发现，天麻及其有效成分天麻素等具有抗凝血、抗血小板聚集、降压、降脂、抑制心肌细胞凋亡、促血管生成、抗抑郁、抗惊厥等多种药理作用。此外，还具有抗氧化应激、抗炎、保护神经元等作用，对于中枢神经系统疾病具有良好的防治效果。

【处方用名】天麻、明天麻。

【炮制方法】取原药材，除去杂质，洗净，润透或蒸软，切薄片，干燥。

【质量要求】本品含水分不得超过15.0%，总灰分不得超过4.5%。含天麻素和对羟基苯甲醇的总量不得少于0.25%。

【炮制作用】天麻味甘，性平。归肝经。具息风止痉，平抑肝阳，祛风通络的功效。用于小儿惊风，癫痫抽搐，破伤风，头痛眩晕，手足不遂，肢体麻木，风湿痹痛。如治偏头痛的天麻丸（《总录》），治风湿痹痛，关节屈伸不利的秦艽天麻汤（《医学心悟》）。

蒸天麻主要是为了便于软化切片，同时可起到杀酶保苷的作用。

【民间用法】

1. 天麻煲鸡蛋

先将鲜天麻50g洗净切成薄片，置锅内加500~750g水，煮10min后打入2~3个鸡蛋煮熟，即可食用。该汤清爽可口，食用方便，具有治疗眩晕头痛等功效（《天麻高产栽培新技术》）。

·天麻·

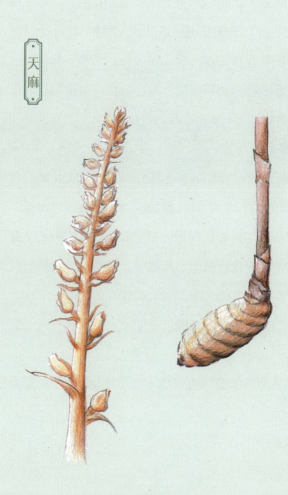

GASTRODIAE RHIZOMA

2. 天麻炖鸡块

将天麻250g洗净切成块状，白条鸡1只去掉嘴尖、爪尖洗净，切成块状，鲜平菇250g洗净撕成条状，先将猪油50g烧热加入鸡块、平菇，炒至鸡骨凸出鸡肉时，加入盐、水和天麻块，煮熟后食用。具有平肝熄风、祛风止痛、滋补肝肾、益精明目、强身健体、抗风寒等功效（《天麻高产栽培新技术》）。

3. 天麻炖排骨

将天麻250g、猪排骨100g、冬瓜500g洗净切成块状，放入锅内，加入猪油50g、姜末10g、冰糖20g、料酒30g、水适量，炖熟后加入盐、味精调匀后即可食用。排骨鲜香，风味独特，汤汁醇浓，美味可口。并有治疗眩晕、头痛、小儿惊风、健脾行气，消食平胃等功效（《天麻高产栽培新技术》）。

【贮存】置通风干燥处，防蛀。

钩藤

UNCARIAE RAMULUS CUM UNCIS

Gouteng

【来 源】本品为茜草科植物钩藤*Uncaria rhynchophylla*（Miq.）Miq. ex Havil.、大叶钩藤*Uncaria macrophylla* Wall.、毛钩藤*Uncaria hirsuta* Havil.、华钩藤*Uncaria sinensis*（Oliv.）Havil.或无柄果钩藤*Uncaria sessilifructus* Roxb.的干燥带钩茎枝。产于广东、广西、湖南等地。秋、冬二季采收，去叶，切段，晒干。

【药 性】甘，凉。归肝、心包经。

【功 效】息风定惊，清热平肝。

【应 用】用于肝风内动，惊痫抽搐，肝阳上亢，头晕目眩，肝经有热，头胀头痛，感冒夹惊，小儿惊啼，妊娠子痫，头痛眩晕。

【用法用量】煎服，3~12g，后下。

【使用注意】昏迷者禁用；老年患者及婴幼儿不宜长期大量服用。钩藤有兴奋子宫平滑肌的作用，故孕妇慎用。

【现代研究】

1.化学成分：本品含有生物碱类、黄酮类、萜类、酯类以及其

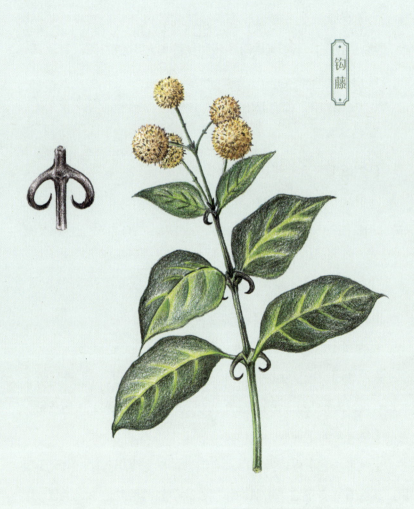

钩
藤

UNCARIAE RAMULUS CUM UNCIS

它成分（如胡萝卜苷，β-谷甾醇，α-香树素乙酸酯，对羟基肉桂酸甲酯，邻苯二甲酸二丁酯，乌苏酸，东莨菪素，咖啡酸，地榆素，食子酰原矢车菊素，玄参苷等多种成分）。其中生物碱类物质（吲哚类），特别是钩藤碱和异钩藤是钩藤的药效物质基础和毒性物质基础。

2. 药理作用：钩藤具有神经系统保护作用（如抗阿尔茨海默病、抗帕金森病，抗癫痫等），降血压，抗心率失衡，缓解糖尿病，改善哮喘等多种药理作用。

【处方用名】钩藤、双钩藤。

【炮制方法】取原药材段，除去老梗、残叶及杂质，用少许清水喷淋，拌匀，以药材润透无多余水为宜，碾成绒状，取出晾晒。

【质量要求】本品水分不得超过10.0%，总灰分不得过3.0%。

【贮存】置干燥处。

拾
叁

补虚药

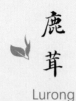

鹿茸

Lurong

CERVI CORNU PANTOTRICHUM

【来 源】本品为鹿科动物梅花鹿 *Cervus nippon* Temminck或马鹿 *Cervus elaphus* Linnaeus的雄鹿未骨化密生茸毛的幼角。前者习称"花鹿茸"，后者习称"马鹿茸"。

【药 性】甘、咸，温。归肾、肝经。

【功 效】壮肾阳，益精血，强筋骨，调冲任，托疮毒。

【应 用】用于肾阳不足，精血亏虚，阳痿滑精，宫冷不孕，羸瘦，神疲，畏寒，眩晕，耳鸣，耳聋，腰脊冷痛，筋骨痿软，崩漏带下，阴疽不敛。

【用法用量】1~2g，研末冲服。

【使用注意】服用本品宜采用"小量渐增"的方法，不可骤用大量，以免阳升风动、头晕目赤，或阴伤动血。

【现代研究】

1. 化学成分：鹿茸含有多种氨基酸、微量元素、卵磷脂等。

2. 药理作用：增强机体对外界的防御能力，调节体内免疫平

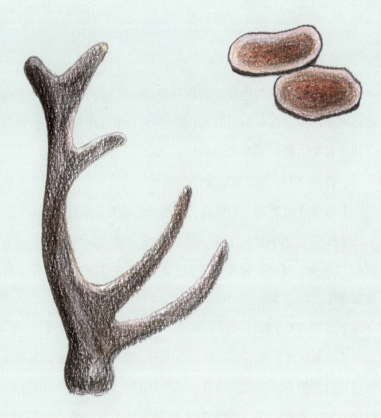

CERVI CORNU PANTOTRICHUM

衡，具有强壮身体、抵抗衰老的作用。

【处方用名】鹿茸、花鹿茸、马鹿茸、鹿茸片、鹿茸粉。

【炮制方法】鹿茸片：取鹿茸，燎去茸毛，刮净，以布带缠绕茸体，自锯口面小孔灌入热白酒，并不断添酒，至润透或灌酒稍蒸，横切薄片，压平，干燥。

鹿茸粉：取鹿茸，燎去茸毛，刮净，劈成碎块，研成细粉。

【质量要求】骨碎片呈不规则形，淡黄色或淡灰色，表面有细密的纵向纹理及点状孔隙，骨陷窝较多，类圆形或类棱形，边缘凹凸不平。未骨化骨组织近无色，边缘不整齐，具多数不规则的块状突起物，其间隐约可见条纹。角化棱形细胞多散在，呈类长圆形，略扁，侧面观棱形，无色或淡黄色，具折光性。

【民间用法】

鹿茸花菇牛尾汤

牛尾段 300g，水发花菇 50g，蜜枣 40g，枸杞 15g，姜片 20g，鹿茸 5g，葱花少许，盐 3g，鸡粉 2g，料酒 8mL。花菇切成小块。牛尾放入开水中，淋入料酒，大火煮约 30min，捞出待用。砂锅中注入适量清水烧开；倒入牛尾段，撒上姜片，放入枸杞、鹿茸、蜜枣，再倒入花菇，淋入料酒，煮沸后转小火煮 2h 至熟透；加入鸡粉、盐，调味，煮片刻，撒上葱花即成。此药膳有补气养血、壮肾阳、强筋骨的功效。常食牛尾还能延缓衰老、保肝护肾（《健康大讲堂》）。

【贮存】置阴凉干燥处，密闭，防蛀。

杜仲

EUCOMMIAE CORTEX

Duzhong

【来　源】本品为杜仲科植物杜仲*Eucommia ulmoides* Oliv.的干燥树皮。

【药　性】甘，温。归肝、肾经。

【功　效】补肝肾，强筋骨，安胎。

【应　用】用于肝肾不足，腰膝酸痛，筋骨无力，头晕目眩，妊娠漏血，胎动不安。

【用法用量】煎服，6~10g。

【使用注意】阴虚火旺者慎用。

【现代研究】

1. 化学成分：桃叶珊瑚苷、京尼平苷酸、绿原酸、京尼平苷、松脂醇二葡萄糖苷、芦丁、紫云英苷、槲皮素。

2. 药理作用：降血糖、降血压、降血脂、抗骨质疏松、抗氧化、免疫调节、抗炎、抑菌等。

【处方用名】杜仲、盐杜仲、炙杜仲。

【炮制方法】（1）杜仲：刮去残留粗皮，洗净，切块或丝，干燥。

（2）盐杜仲：取杜仲丝或块，加盐水拌匀，稍闷润，待盐水被吸尽后，置炒制容器内，用中火炒至丝易断、表面焦黑色时，取出晾凉。每 100kg 杜仲块或丝，用食盐 2kg。

【质量要求】（1）杜仲：本品呈小方块或丝状。外表淡棕色或灰褐色，有明显的皱纹。内表面暗紫色，光滑。断面有细密、银白色、富弹性的橡胶丝相连。气微，味稍苦。（杜仲饮片醇溶性浸出物不得少于11.0%，松脂醇二葡萄糖苷含量不得少于0.10%。）（2）盐杜仲：本品形如杜仲块或丝。表面黑褐色，内表面褐色，折断时胶丝弹性较差。味微咸。（盐杜仲水分不得过13.0%，总灰分不得过10.0%，醇溶性浸出物不得少于12.0%，松脂醇二葡萄糖苷含量同生品。）

【炮制作用】盐杜仲引药入肾，直达下焦，温而不燥，补肝肾、强筋骨、安胎的作用增强。常用于肾虚腰痛，筋骨无力，妊娠漏血，胎动不安和高血压症。如治疗肾虚腰痛，起坐不利，膝软乏力的青娥丸（《中国药典》）；治肝肾亏虚，胎动不安的杜仲丸（《准绳》）；治中风筋脉挛急，腰膝无力的杜仲饮（《总录》）；治高血压症的杜仲降压片（《中国药典》）。

【民间用法】

1. 杜仲桂枝粥

杜仲、桂皮各 15g，水发薏米 80g，水发大米 150g。砂锅中注水，放入洗净的杜仲、桂皮，烧开后用小火煮 15min，至药材析出有效成分；揭开盖，把杜仲和桂皮捞出，倒入洗好的大米、薏米，搅拌均匀，盖上盖；烧开后用小火煮30min，至大米和薏米熟软；揭开盖，再搅拌片刻，把粥盛出，装入碗中即可。杜仲含有杜仲胶、生物碱等营养成分，可增强肾上腺皮质功能，改善肾小球血流，且能改善肝功能病变，缓解肝区疼痛（《健康大讲堂》）。

2. 杜仲灵芝银耳汤

水发银耳100g，灵芝10g，杜仲5g。调料：冰糖12g。将银耳切小块，备用；砂锅中注入水烧开，倒入灵芝、杜仲，放入银耳；盖上盖，煮沸后用小火煮约30min，至食材熟透后揭盖，加入冰糖，搅拌匀。用中火续煮一会儿，至糖分完全溶化；关火后盛出煮好的银耳汤，待稍微冷却后即可饮用。银耳具有强精补肾、润肠益胃、补气和血的功效，与杜仲同食，能有效改善因高血压引起的头晕头痛、身体困重等症状（《健康大讲堂》）。

3. 夏枯草杜仲茶

夏枯草12g，杜仲15g。砂锅中注入适量清水烧开；放入备好的夏枯草、杜仲，搅拌均匀；盖上盖，用小火煮20min，至药材析出有效成分；揭开盖，将药材及杂质捞干净；关火后盛出煮好的药汁，装入碗中，待稍微放凉即可饮用。杜仲可促进体内尿酸的排泄，夏枯草具有清肝散结、降血压、抗菌等作用，此品适于高尿酸血症痛风患者食用（《健康大讲堂》）。

4. 杜仲猪腰汤

杜仲10g，猪腰花片200g，姜片、葱段各少许。料酒16mL，盐

杜仲

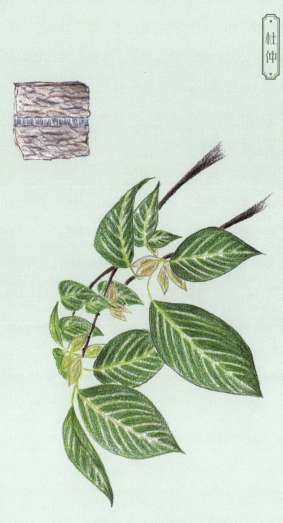

EUCOMMIAE CORTEX

2g，鸡粉2g，生抽4mL，水淀粉4mL，食用油适量。

制作步骤：砂锅中注入适量清水，加入杜仲，煮至沸，滤出药汁；猪腰焯去血水，待用。用油起锅，放入姜片，爆香，倒入猪腰、淋料酒、药汁。放入盐、鸡粉、生抽、水淀粉，炒匀盛出，撒葱段即成。此药膳具有利水、补肝肾、强筋骨、增强肾功能的作用，对肾虚腰痛、筋骨无力、高血压、身体头面突然水肿均有一定疗效（《健康大讲堂》）。

5. 杜仲酒

杜仲30g，白酒适量。将杜仲切碎后放入干净的容器中，加入白酒，密封后每日摇晃，7日后去渣取汁即可。每日口服2~3次，每次10~20mL。肝肾阴虚、头晕目眩、高血压病及腰膝酸痛患者适合饮用。目赤尿黄、外感发热、牙龈肿痛者不宜饮用（《特效药酒方慢性疾病一扫光》）。

【贮存】置通风干燥处。

锁阳

CYNOMORII HERBA

Suoyang

【来　源】本品为锁阳科植物锁阳*Cynomorium songaricum* Rupr. 的干燥肉质茎。产于内蒙古、青海、甘肃等地。春季采挖。

【药　性】甘，温。归肝、肾、大肠经。

【功　效】补肾阳，益精血，润肠通便。

【应　用】用于肾阳不足，精血亏虚，腰膝痿软，阳痿滑精，肠燥便秘。

【用法用量】煎服，5~10g。

【使用注意】阴虚阳亢、脾虚泄泻、湿热便秘均忌服。

【现代研究】

1. 化学成分：黄酮类成分主要是（+）-儿茶素、柑橘素-4-O-吡喃葡萄糖苷、柑橘素为苷元的配糖体、（-）-儿茶素、异槲皮苷、表儿茶素、原花青素、表儿茶素没食子酸酯等。三萜类主要有熊果酸、乙酰熊果酸等。甾体类主要有β-谷甾醇、胡萝卜苷、β-谷甾醇棕榈酸酯等。有机酸类主要有没食子酸、原儿茶酸、琥珀酸等。鞣质类型经鉴定为缩合型鞣质。其他成分如木脂素、糖和糖苷类、氨基酸、无机离子、棕榈酸、油酸等。

2.药理作用：增强性功能、增强免疫、抗疲劳、抗氧化损伤、抗衰老、神经保护、抗癌、降糖、抑制前列腺增生、抗骨质疏松等。

【处方用名】锁阳。

【炮制方法】洗净，润透，切薄片，干燥。

【质量要求】本品为不规则形或类圆形的片。外表皮棕色或棕褐色，粗糙，具明显纵沟及不规则凹陷。切面浅棕色或棕褐色，散在黄色三角状维管束。气微，味甘而涩。水分不得过12.0%，总灰分不得过14.0%，浸出物不得少于14.0%。

【炮制作用】本品甘温质润，入肾经。能补肾阳、益精血，功用与肉苁蓉相似，而偏于补阳"最助阳事"（《玉楸药解》），适用于肾阳不足、精血亏虚、腰膝痿软、阳痿滑精。又能润燥滑肠，善"治虚而大便燥结"（《本草集要》），对老人肾阳不足，精血亏虚者尤宜。

【民间用法】

1.锁阳炖公鸡

河西锁阳、甘肃党参各12g，金樱子10g，五味子6g；小公鸡1只（500g左右）。葱、生姜、黄酒、精盐各适量。各味药料洗净、润软，锁阳、党参切片，装入纱布袋，扎住袋口。公鸡宰杀后去毛，剖腹去内脏，洗净，剁去双爪，余者切块，入沸水锅内

锁阳

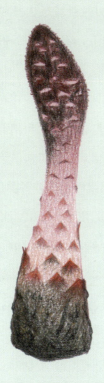

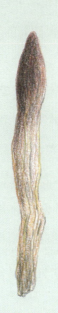

CYNOMORII HERBA

焯去腥污。将药袋、鸡块及洗净、切好的葱段、姜片，一起放炖锅内，加清汤或清水与黄酒，炖1h左右至熟，加精盐调味即可。食肉喝汤1日内分2~3次食完。

适用人群：本方具有补肾助阳、益精涩遗的作用。适用于肾阳虚衰、肾精不足所致男性阳痿不举、遗精早泄、精少精冷，妇女性欲冷淡白带较多、质稀、缠绵，以及神疲乏力腰膝酸软、畏寒肢冷等的调补。中老年男性经常食用，有增强和促进性功能的保健功效（《中国性保健药膳》）。

2. 锁阳炒韭菜

河西鲜锁阳50g；韭菜250g。生姜、精盐、味精、植物油各适量。鲜锁阳洗净切丝；韭菜洗净切段，生姜切末。锅上火加油烧热，下入姜末、韭菜锁阳煸炒调味出锅即可。佐餐食用。

适用人群：本方具有补肾益精、助阳通阳、润燥行滞的作用。适用于年老体衰肾阳虚冷、肾精不足所致阳痿遗精、腰膝冷疼的调补；中老年人阳虚津亏引起大便干燥，或大便不干而排便困难，伴见神疲乏力、畏寒肢冷等的调治（《甘肃药膳集锦》）。

【贮存】置通风干燥处。

麦冬

Maidong

OPHIOPOGONIS RADIX

【来　源】本品为百合科植物麦冬*Ophiopogon japonicus*（L.f）Ker-Gawl.的干燥块根。产于浙江、四川、江苏等地。夏季采挖，洗净，反复暴晒、堆置，至七八成干，除去须根，干燥。

【药　性】甘、微苦，微寒。归心、肺、胃经。

【功　效】养阴生津，润肺清心。

【应　用】用于阴虚痨嗽，肺燥干咳，喉痹咽痛，热伤胃阴，津伤口渴，内热消渴，心悸失眠，肠燥便秘。

【用法用量】煎服，6~12g。

【现代研究】

1. 化学成分：本品主要含甾体皂苷类：螺甾烷醇型甾体皂苷、呋甾烷醇型甾体皂苷，高异黄酮类：Ⅰ型（如麦冬高异黄酮 A、B、C）、Ⅱ型（如麦冬甲基黄烷酮 A、B）和Ⅲ型（如 2- 羟基二氢高异黄酮），多糖类：麦冬多糖 MDG-1、OJP-1、POJ-1、Md-1、Md-2 等，挥发油，酚类，有机酸，糖苷等。

2. 药理作用：麦冬水提物、多糖通过影响核转录因子-κB（NF-κB）通路，促进瘦素、脂联素蛋白表达，增加对胰岛素的敏感性等途径对在体大鼠或离体细胞达到降血糖作用。麦冬总皂苷或多糖可通过影响丙二醛（MDA）、游离脂肪酸（FFA）或1-磷酸鞘氨醇（S1P）、成纤维细胞生长因子（bFGF）、蛋白激酶B（Akt）、细胞外调节蛋白激酶（ERK）、内皮型一氧化氮合酶（eNOS）等发挥其保护心血管系统作用。麦冬可以增强免疫，麦冬多糖为麦冬发挥增强免疫作用的有效部位。麦冬能清除体内自由基，促进皮肤胶原蛋白合成，使皮肤紧致有弹性，阻断黑色素形成，恢复皮肤白皙润滑，调整女性体内内分泌系统，矫正激素平衡，提高机体代谢功能，从而达到延缓皮肤衰老的目的。麦冬总皂苷和各部位的提取物对改善炎症具有良好的作用，特别对于放射性肺炎的防治，其能从多途径有效保护肺组织，不同程度上抑制或减轻肺泡的炎性反应。麦冬发挥抗肿瘤作用的有效部位主要是麦冬皂苷，其主要是通过诱导肿瘤细胞产生自噬、影响NF-κB信号通路表达等发挥作用。

【处方用名】麦冬、麦门冬。

【炮制方法】除去杂质，洗净，润透，轧扁，干燥。

【质量要求】本品呈纺锤形，两端略尖，长1.5~3cm，直径0.3~0.6cm。表面淡黄色或灰黄色，有细纵纹。质柔韧，断面黄白色，半透明，中柱细小。气微香，味甘、微苦。麦冬水分不得过18.0%，总灰分不得过5.0%，照水溶性浸出物测定法项下

·麦冬·

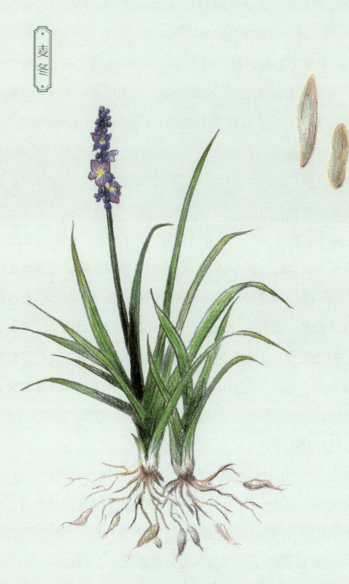

OPHIOPOGONIS RADIX

的冷浸法测定，不得少于60.0%，含麦冬总皂苷以鲁斯可皂苷元（$C_{27}H_{42}O_4$）计，不得少于0.12%。

【炮制作用】本品气微香，味甘、微苦、微寒。归心、肺、胃经。主要功效为养阴生津，润肺清心。可用于肺燥干咳，阴虚痨嗽，喉痹咽痛，津伤口渴，内热消渴，心烦失眠，肠燥便秘。

麦冬临床多用生品，炮制后可洁净药材、便于干燥，便于调剂和制剂。

【民间用法】

1.麦冬小麦粥

水发小麦170g，麦冬20g，冰糖20g。砂锅中注入适量清水烧开，放入小麦，撒上麦冬。煮沸后用小火煮约60min，至食材熟透，加入冰糖，搅拌匀。用中火续煮片刻，至冰糖溶化。关火后盛出煮好的小麦粥，装入汤碗中，待稍微冷却后即可食用。此药膳有养肠胃、增强气力的作用，胃病患者可经常食用（《健康大讲堂》）。

2.百合麦冬汤

百合30g，麦冬9g，桑叶12g，杏仁9g，蜜渍枇杷叶10g。加水同煮服用，每天一剂即可。阴虚体质的人出现因为感冒引起频繁咳嗽、干咳无痰、口干咽燥症状时者长久咳嗽、咳痰带血现象时，可以服用这道药膳（《滋阴补阳补虚祛寒不生病》）。

3.麦冬饮

取麦冬、地骨皮、小麦各30g，将小麦放到搪瓷锅中，加入清水，水量超过小麦3~5cm为宜，用小火煎15min后，取汁，去小麦；把麦冬、地骨皮洗净，研碎，用纱布包好，放到留有小麦汁的砂锅当中，用小火煎沸，盖焖15min后即可伙用。可频频代茶饮用。麦冬饮可以治疗阴虚失眠、咽喉干燥、心悸盗汗、咳嗽不止（《滋阴补阳补虚祛寒不生病》）。

【贮存】置阴凉干燥处，防潮。

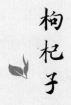

枸杞子

LYCII FRUCTUS

Gouqizi

【来　源】本品为茄科植物宁夏枸杞*Lycium barbarum* L.的干燥成熟果实。主产于宁夏。夏、秋二季果实呈红色时采收，热风烘干，除去果梗，或晾至皮皱后，晒干，除去果梗。

【药　性】甘，平。归肝、肾经。

【功　效】滋补肝肾，益精明目。

【应　用】用于肝肾阴虚，虚劳精亏，腰膝酸痛，眩晕耳鸣，阳萎遗精，内热消渴，血虚萎黄，目昏不明。

【用法用量】煎服，6~12g。

【现代研究】

1. 化学成分：本品主要含枸杞多糖，挥发油，有机酸：亚油酸、棕榈酸、阿魏酸、二氢异阿魏酸、咖啡酸、水杨酸、香草酸、十八稀酸、亚麻酸、蜂花酸、豆蔻酸、对香豆酸、原儿茶酸等，生物碱：甜菜碱、阿托品、莨菪碱、天仙子胺、Nα 肉桂酰组胺、褪黑素、烟酰胺、颠茄碱、葫芦巴碱、东莨菪内酯等，黄酮类：芦丁、槲皮素、山奈酚、金丝桃苷、桑色素、杨梅素、异鼠李素 -3-O-

芸香糖苷，异鼠李素，香豆素类：莨菪亭、异莨菪亭、七叶内酯；色素类，氨基酸和维生素，微量元素和无机盐，吡咯衍生物。

2. 药理作用：枸杞子具有良好的降血糖、降血脂作用，尤其在对2型糖尿病的中药治疗中被广泛应用。枸杞子具有良好的恢复体能、改善身体疲劳的作用，其抗疲劳活性成分主要为枸杞多糖。枸杞子具有良好的抗肿瘤活性，主要对胃癌、肝癌、宫颈癌等具有抑制作用，主要活性物质为枸杞子多糖、总黄酮、大豆黄素等。枸杞子多糖对羟基自由基的清除效果较好，枸杞总黄酮也具有良好的抗氧化作用。枸杞子能够增强机体免疫力，主要为对机体中的T淋巴细胞、B淋巴细胞有一定的激活作用，以增强细胞免疫为主，同时能增强机体的体液免疫功能，以及对腹腔中的巨噬细胞吞噬功能和对肿瘤细胞杀伤活性有明显的促进作用，对多种生物活性因子有明显的调节作用。枸杞子具有抑制机体消瘦、疲乏无力、调节脂质代谢、保护实验性肝损伤等作用。枸杞子对视网膜具有保护作用。

【处方用名】枸杞、枸杞子。

【质量要求】本品呈类纺锤形或椭圆形，长6~20mm，直径3~10mm。表面红色或暗红色，顶端有小突起状的花柱痕，基部有白色的果梗痕。果皮柔韧，皱缩；果肉肉质，柔润。种子20~50粒，类肾形，扁而翘，长1.5~1.9mm，宽1~1.7mm，表面浅黄色或棕黄色。气微，味甜。枸杞子水分不得过13.0%，总灰分不得过5.0%，照水溶性浸出物测定法项下的热浸法测定，不得少于

枸杞子

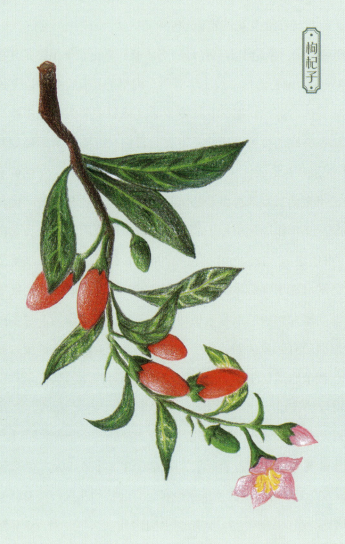

LYCII FRUCTUS

55.0%，重金属及有害元素照铅、镉、砷、汞、铜测定法（通则2321原子吸收分光光度法或电感耦合等离子体质谱法）测定，铅不得过5mg／kg；镉不得过1mg／kg；砷不得过2mg／kg；汞不得过0.2mg／kg；铜不得过20mg／kg，含枸杞多糖以葡萄糖（$C_6H_{12}O_6$）计，不得少于1.8%，含甜菜碱（$C_5H_{11}NO_2$）不得少于0.50%。

【民间用法】

1. 枸杞豆浆粥

枸杞子30g，豆浆50mL，粳米100g。先将枸杞子洗净，放入锅内；将粳米洗净，放入锅内，加水1000mL熬煮米熟后加入豆浆搅拌即可食用。功效：补益肝肾，和养胃气。适用于身体虚弱、久病、手术后调养，以及性功能障碍、腰膝无力者（《益寿文摘》）。

2. 枸杞红枣汤

枸杞子30g，红枣8g，蜂蜜20mL。先将枸杞子洗净，浸泡10min后放入锅内。红枣洗净去核，放入锅内。加水500mL，熬煮20min后，加入蜂蜜拌匀即可食用。功效：补肝滋肾，养血明目。适用于肝肾阴虚引起的头晕目眩、视力减退、耳鸣耳胀、腰膝酸软、脱发及肠燥便秘（《益寿文摘》）。

3. 枸杞黄芪鸡

枸杞子50g，黄芪50g，鸡1只（约600g）。将枸杞子、黄芪洗净，放入不锈钢锅内。将鸡洗净剁成两半，放入不锈钢锅内，加水1000mL，熬煮50min，待温即可食用。功效：益气血，填精髓，补气升阳，固表止汗，适用于久病体虚、气血不足、营养不良性贫血（《益寿文摘》）。

4. 枸杞粥

枸杞子30g，粳米200g。枸杞子、粳米同煮，米熟粥成，四季均可服用。功效：补益肾气，养肝明目。适用于腰膝酸软、头晕目眩、久视昏暗或糖尿病患者（《益寿文摘》）。

5. 枸杞人参饮

枸杞子15g，人参6g，蜂蜜20mL。将枸杞子洗净，放入不锈钢锅内，将人参洗净，放入不锈钢锅内加水500mL，文火熬煮20min，加入蜂蜜拌匀即可食用。功效：滋补肝肾，益精明目。适用于糖尿病及肝肾阴虚所致的头晕目眩、视力减退、腰膝酸软、阳痿遗精（《益寿文摘》）。

【贮存】置阴凉干燥处，防闷热，防潮，防蛀。

桑椹

Sangshen

MORI FRUCTUS

【来源】本品为桑科植物桑 *Morus alba* L.的干燥果穗。产于江苏、浙江、湖南等地。4~6月果实变红时采收，晒干，或略蒸后晒干。

【药性】甘、酸，寒。归心、肝、肾经。

【功效】滋阴补血，生津润燥。

【应用】用于肝肾不足，阴血亏虚，眩晕耳鸣，目暗昏花，心悸失眠，须发早白，津伤口渴，内热消渴，肠燥便秘。

【用法用量】煎服，9~15g。

【现代研究】

1. 化学成分：本品主要含维生素类：维生素C、A、B族及胡萝卜素，蛋白质和氨基酸，矿物质：钾、钙、钠、镁、铁、锌、铜、锰、磷、硒和钼，脂肪酸及挥发油：亚油酸、油酸、硬脂酸、棕榈酸，多糖类。

2. 药理作用：桑椹具有增强免疫功能的作用。桑椹果汁能够提

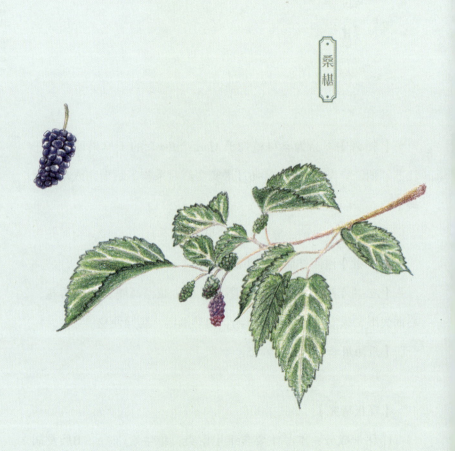

桑椹

MORI FRUCTUS

高大鼠体内抗氧化酶活性，降低丙二醛（MDA）、脂褐素及过氧化脂质含量，具有明显的抗氧化和延缓衰老作用。桑椹中含有白藜芦醇等抗肿瘤物质，有抗癌作用。另外，桑椹中的花色苷类物质也具有减少癌细胞的转移和入侵作用。桑椹具有抗乙肝病毒表面抗原、减轻小鼠干细胞脂肪变性及炎症反应、提高肝组织中的RNA和糖的作用，具有保护肝脏功能。桑椹还具有对心脑血管疾病的作用。

【处方用名】桑椹、桑椹子。

【质量要求】本品为聚花果，由多数小瘦果集合而成，呈长圆形，长1~2cm，直径0.5~0.8cm。黄棕色、棕红色或暗紫色，有短果序梗。小瘦果卵圆形，稍扁，长约2mm，宽约1mm，外具肉质花被片4枚。气微，味微酸而甜。桑椹水分不得过18.0%，总灰分不得过12.0%，照醇溶性浸出物测定法下的热浸法测定，用85%乙醇作溶剂，不得少于15.0%。

【民间用法】

1. 桑椹五味膏

取蜂蜜300g，干桑椹400g（鲜桑椹800g），五味子50g。将药材洗净倒入砂锅，大火煎沸后再以小火煮60min，去渣取煎汁倒回砂锅，再以小火煎煮至黏稠时加入蜂蜜，再次以小火熬煮至沸时关火，冷却后装瓶备用。每次5~10mL，冲服，每日2或3次。功能养心安神，用于失眠（《药食兼用保健中药》）。

2. 桑椹苁蓉煎

取桑椹30g，或肉苁蓉、黑芝麻、陈皮、黄芪各10g，水煎代茶饮，用于肠燥便秘。（《药食兼用保健中药》）

【贮存】置通风干燥处，防蛀。

拾肆

收涩药

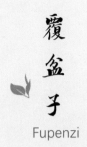

覆盆子

RUBI FRUCTUS

Fupenzi

【来　源】本品为蔷薇科植物华东覆盆子*Rubus chingii* Hu的干燥果实。产于浙江、福建、湖北等地。夏初果实由绿变绿黄时采收，除去梗、叶，置沸水中略烫或略蒸，取出，干燥。

【药　性】甘、酸，温。归肝、肾、膀胱经。

【功　效】益肾固精缩尿，养肝明目。

【应　用】用于遗精滑精，阳痿早泄，遗尿尿频，目暗昏花。

【用法用量】煎服，6~12g。

【现代研究】

1. 化学成分：本品主要含黄酮类，萜类：二萜（苷）、三萜（苷），甾体类：β-谷甾醇、胡萝卜苷、豆甾-4-烯-3β等，香豆素类：七叶内酯、七叶内酯苷、欧前胡内酯等，酸类：莽草酸、对羟基间甲氧基苯甲酸、对羟基苯甲酸、鞣花酸、没食子酸、硬脂酸、三十二烷酸、十六烷酸等，生物碱类。

2. 药理作用：覆盆子对人原发性肝癌细胞的增殖有抑制作用，

覆盆子

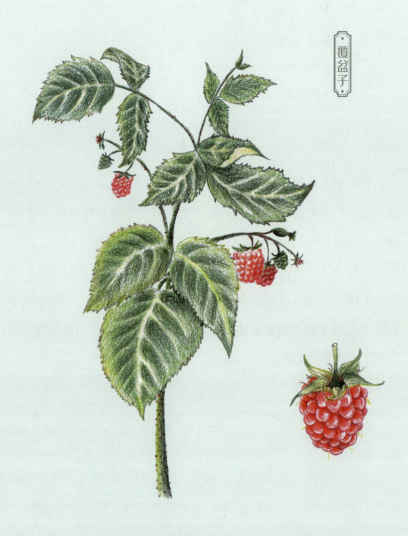

RUBI FRUCTUS

呈现出与药物浓度、作用时间的依赖性。覆盆子水提取物有明显的降血糖、降血脂作用。覆盆子糖蛋白粗提取物可显著增强小鼠血清、肝脏、脑组织中过氧化氢酶（CAT）、超氧化物歧化酶（SOD）、谷胱甘肽过氧化物酶（GSH-Px）活性，有一定的还原能力，并可有效清除羟自由基（·OH）、超氧阴离子自由基（O_2^-·）和DPPH自由基，具有明显的抗氧化作用。此外，覆盆子还具有抗血栓、抗衰老、抗炎等药理作用。

【处方用名】覆盆子。

【质量要求】本品为聚合果，由多数小核果聚合而成，呈圆锥形或扁圆锥形，高0.6~1.3cm，直径0.5~1.2cm。表面黄绿色或淡棕色，顶端钝圆，基部中心凹入。宿萼棕褐色，下有果梗痕。小果易剥落，每个小果呈半月形，背面密被灰白色茸毛，两侧有明显的网纹，腹部有突起的棱线。体轻，质硬。气微，味微酸涩。覆盆子水分不得过12.0%，总灰分不得过9.0%，酸不溶性灰分不得过2.0%，照水溶性浸出物测定法项下的热浸法测定，不得少于9.0%，含山奈酚-3-O-芸香糖苷（$C_{27}H_{30}O_{15}$）不得少于0.03%。

【贮存】置干燥处。

乌梅

MUME FRUCTUS

Wumei

【来 源】本品为蔷薇科植物梅*Prunus mume*（Sieb.）Sieb.et Zucc.的干燥近成熟果实。夏季果实近成熟时采收，低温烘干后闷至色变黑。

【药 性】酸、涩，平。归肝、脾、肺、大肠经。

【功 效】敛肺，涩肠，生津，安蛔。

【应 用】用于肺虚久咳，久泻久痢，虚热消渴，蛔厥呕吐腹痛。

【用法用量】煎服，6~12g。

【处方用名】乌梅、乌梅肉、乌梅炭。

【炮制方法】

1.乌梅：取原药材，除去杂质，洗净，干燥。

2.乌梅肉：取净乌梅，用清水润软或蒸软后，剥取净肉，干燥，筛去碎屑。

3.乌梅炭：取净乌梅或乌梅肉，置炒制容器内，用武火加热，炒至皮肉发泡，表面呈焦黑色，取出晾凉，筛去碎屑。乌梅色黑，炒炭不易掌握颜色变化，以炒至皮肉鼓起，黏质变枯，色焦黑为宜。

4. 醋乌梅：取净乌梅或乌梅肉，用米醋拌匀，闷润至醋被吸尽，置适宜容器内，密闭，隔水加热2~4h，取出干燥。

每100kg净乌梅或乌梅肉，用米醋10kg。

【质量要求】

1. 乌梅：本品为不规则的球形或扁圆形，表面乌黑色，皱缩不平。果肉柔软，果核坚硬，椭圆形，棕黄色，内含淡黄色种子1粒。味极酸。

乌梅饮片含水溶性浸出物不得少于24.0%，含枸橼酸不得少于12.0%。

2. 乌梅肉：本品为去核果肉，呈乌黑色或棕黑色，气特异，味极酸。

3. 乌梅炭：本品皮肉鼓起发泡，质较脆，表面呈焦黑色，味酸兼苦。乌梅炭含水溶性浸出物不得少于18.0%，含枸橼酸不得少于6.0%。

4. 醋乌梅：本品形如乌梅或乌梅肉，质较柔润，略有醋气。

【炮制作用】乌梅味酸、涩，性平。归肝、脾、肺、大肠经。具有敛肺，涩肠，生津安蛔的功能。生乌梅长于生津止渴，敛肺止咳，安蛔。多用于虚热消渴，肺虚久咳，蛔厥腹痛。如治消渴证，烦渴多饮的玉泉丸（《丹溪》）；治肺虚久咳的一眼散（《杂病源流犀烛》）；治蛔厥腹痛呕吐的乌梅丸（《伤寒》）。

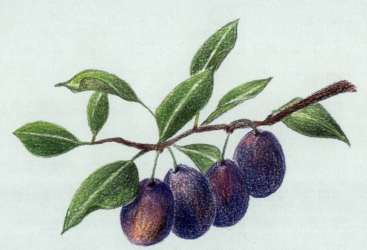

MUME FRUCTUS

乌梅肉的功效和适用范围与乌梅同，因去核用肉，故作用更强。乌梅炭长于涩肠止泻，止血，常用于久泻，久痢及便血，崩漏下血等。如治下痢不能食的乌梅丸（《杂病源流犀烛》）；用乌梅烧存性为末，醋打米糊为丸，可治大便下血不止（《济生方》）；治小便尿血（《纲目》）；或烧灰为末，乌梅汤调下，治妇人血崩（《妇人良方》）。

醋乌梅功用与生乌梅相似，但收敛固涩作用更强，尤其适用于肺气耗散之久咳不止和蛔厥腹痛。

【现代研究】

1. 化学成分：乌梅中含有有机酸：枸橼酸、苹果酸、酒石酸、琥珀酸、乙酸、新绿原酸、奎宁酸、丙酸等；黄酮类：槲皮苷、牡荆素、芦丁、金丝桃苷、异槲皮苷、山奈酚、槲皮素；萜类：熊果酸、齐墩果酸等；甾醇：β-谷甾醇、菜油甾醇、5-燕麦甾醇和胆甾醇等；脂类、挥发性成分：壬酸、癸酸、苯甲醇、愈创木酚等；生物碱：2,2,6,6-四甲基哌啶酮和叔丁基脲，糖类：鼠李糖、阿拉伯糖、木糖、甘露糖、葡萄糖和半乳糖等。

研究表明，乌梅生品中有机酸和鞣质的含量最高，乌梅炭随着制炭程度的加深，其含量逐渐降低。有机酸和鞣质含量最高的乌梅生品无凝血作用，乌梅中鞣质与有机酸的含量高低与其凝血作用的强弱不成平行关系。

2. 药理作用：本品水煎剂在体外对多种致病性细菌及皮肤真菌有抑制作用；能抑制离体兔肠管的运动；有轻度收缩胆囊作用，

能促进胆汁分泌；在体外对蛔虫的活动有抑制作用；对豚鼠的蛋白质过敏性休克及组胺性休克有对抗作用，但对组胺性哮喘无对抗作用；能增强机体免疫功能。

【民间用法】

乌梅粥

（1）乌梅（捣碎）15g，水100g。水浸泡1宿，去乌梅，取汁每日空腹食。功能清热生津，敛肺。适用于消渴及虚热烦渴，久咳久泻，或肠风下血，血色鲜红者（《圣济总录》）。

（2）乌梅15~20g，粳米100g，红枣3枚，冰糖适量。乌梅水煎，去渣后下米、红枣、冰糖，再加水煮稠粥。早温热服，夏令稍温食。适用于久泻（《中国药膳大辞典》）。

【贮存】贮干燥容器内，密闭，置通风干燥处。

拾伍

祛风湿药

豨莶草

SIEGESBECKIAE HERBA

Xixiancao

【来　源】本品首载于《新修本草》。为菊科植物豨莶 *sigesbeckia orientalis* L.、腺梗豨莶 *sigesbeckia pubescens* Makino 或毛梗豨莶 *siegesbeckiag labrescens* Makino的地上部分。产于湖南、湖北、江苏等地。夏秋两季采割。

【药　性】辛、苦、寒。归肝、肾经。

【功　效】祛风湿，利关节，解毒。

【应　用】用于风湿痹痛，筋骨无力，腰膝酸软，四肢麻痹，半身不遂，风疹湿疮。

【用法用量】内服：煎服，9~12g。外用适量。

【使用注意】用于风湿痹痛、筋骨不利等症，常与臭梧桐同用。本品性味苦寒，又有化湿热作用，故痹痛偏于湿热的病症尤为适宜。

【现代研究】

1. 化学成分：主要含有二萜类（豨莶甲素、豨莶乙素等）、

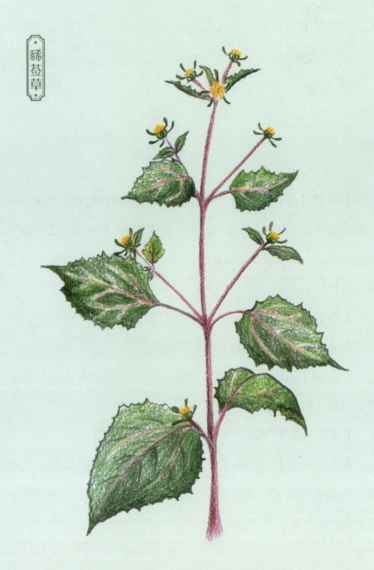

·豨莶草·

SIEGESBECKIAE HERBA

倍半萜类、黄酮类（3,4-二甲氧基-2′,4′-二羟基查尔酮、7-O-（β-D-吡喃葡萄糖基）-半乳糖、7,3′,4′-三羟基黄酮、有3,7-二甲基槲皮素、3,4′-O-二甲基槲皮素、3-O-甲基槲皮素、3,7,4′-O-三甲基槲皮素、山奈酚-3-O-β-D-葡萄糖苷、槲皮素-3-O-β-D-吡喃葡萄糖苷）、甾醇类、有机酸类等化学成分，香草醛。

2. 药理作用：（1）抗炎、镇痛作用：临床上广泛用于治疗风湿性关节炎、痛风性关节炎、关节炎等症性疾病，而且在慢性疼痛方面（包括炎性疼痛、神经病理性疼痛、癌性疼痛）；（2）抗脑缺血损伤：豨莶通栓胶囊方中豨莶草为君药，有祛风除湿、强筋通络之效，实验表明豨莶通栓胶囊治疗痰瘀阻络型缺血性中风疗效显著；（3）心血管保护、抗肿瘤作用：豨莶草提取物可使大鼠心电图 S 波、T 波幅度加深有明显的恢复作用，使心率部分恢复；奇壬醇作为豨莶草二萜类主要活性成分之一，不仅能够诱导细胞凋亡还能阻滞细胞周期。

【处方用名】豨莶草、酒豨莶草、制豨莶草。

【炮制方法】取净豨莶草段，照酒蒸法（通则0213）蒸透。每100kg豨莶草，用黄酒20kg。

【质量要求】本品形如豨莶草段，表面褐绿色或黑绿色。微具酒香气。

【炮制作用】酒制后长于祛风湿、强筋骨，多用于风湿痹痛、中风偏瘫、腰膝酸软无力等。

【民间用法】

1. 夜盲：豨莶草叶焙干研末，每次3g，和鸡肝（猪肝亦可）15g共煎服，每日1剂。

2. 高血压：豨莶草30g，地骨皮10g，加水浓煎，分2~3次服，或鲜豨莶草、臭牡丹根各30g，水煎服（《常用中药识别入门》）。

【贮存】置通风处。

秦艽

Qinjiao

GENTIANAE MACROPHYLLAE RADIX

【来 源】龙胆科植物秦艽 *Gentiana macrophylla* Pall.、麻花秦艽 *Gentiana straminea* Maxim.、粗茎秦艽 *Gentiana crassicaulis* Duthie ex Burk.或小秦艽 *Gentiana dahurica* Fisch.的干燥根。前三种按性状不同分别习称"秦艽"和"麻花艽"，后一种习称"小秦艽"。主产于甘肃、青海、内蒙古、陕西、山西。春、秋二季采挖，除去泥沙；秦艽及麻花艽晒软，堆置"发汗"至表面呈红黄色或灰黄色时，摊开晒干，或不经"发汗"直接晒干；小秦艽趁鲜时搓去黑皮，晒干。

【药 性】辛、苦、平。归胃、肝、胆经。

【功 效】祛风湿，清湿热，止痹痛，退虚热。

【应 用】用于风湿痹痛，中风半身不遂，筋脉拘挛，骨节酸痛，湿热黄疸，骨蒸潮热，小儿疳积发热。

【用法用量】煎服，3~10g。浸酒或入丸、散。外用：研末撒。

【使用注意】久痛虚羸，溲多、便滑者忌服。

秦艽

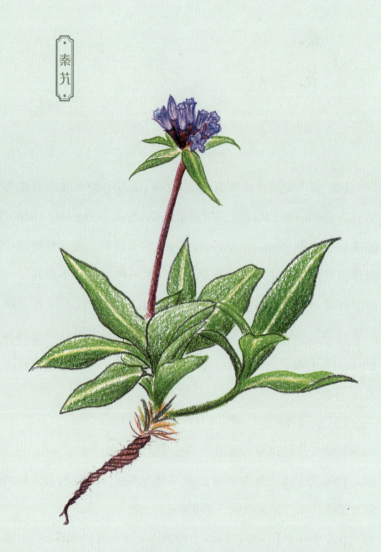

GENTIANAE MACROPHYLLAE RADIX

【现代研究】

1. 化学成分：秦艽根含秦艽碱甲即是龙胆碱，秦艽碱乙即是龙胆次碱，秦艽碱丙，龙胆苦苷，当药苦苷，褐煤酸，褐煤酸甲酯，栎瘿酸，α-香树脂醇，β-谷甾醇，β-谷甾醇-β-D-葡萄糖苷。秦艽根主含龙胆苦苷，在提取分离时，龙胆苦苷与氨水作用转化为龙胆碱和秦艽碱丙等生物碱（《中华本草》）。

2. 药理作用：（1）抗炎作用：秦艽碱甲能减轻大鼠的甲醛性关节炎，并加速肿胀的消退，秦艽碱甲的抗炎作用原理是通过兴奋肾上腺皮质而实现的，但它与促皮质素又有所不同，它不是直接兴奋肾上腺皮质，而是通过神经系统以激动垂体，促使肾上腺皮质激素分泌增加而实现其抗炎作用。此外，秦艽碱甲还能明显降低因注射蛋清而引起的毛细血管通透性的增高。（2）对中枢系统的作用：秦艽碱甲小剂量时对大鼠和小鼠有镇静作用，还能增强戊巴比妥钠的催眠作用，但较大剂量时则有中枢兴奋作用，最后导致麻痹而死亡。（3）对心血管系统的作用：秦艽碱甲能降低豚鼠血压，对麻醉犬、兔也有明显而短暂的降低血压作用，可使心率减慢，无快速耐受现象。静脉注射阿托品和切断两侧迷走神经均不能阻断其降低作用，加之对离体蛙心有抑制作用，减慢心率并伴有心舒张不全和心输出量减少，证明其降压作用与迷走神经无关，可能是直接抑制心脏的结果。（4）对血糖的影响：秦艽碱甲对大鼠和小鼠均有升高血糖的作用。在升高血糖的同时，肝糖原明显降低。其作用随剂量加大而增强。由于切除肾上腺或使用阻断肾上腺素的药物（双苯氯乙胺）后，此种作用消失，故升高血糖作用的原理是通过肾上腺的释放所致。（5）抗过敏性休克和抗组胺作用：秦艽碱甲能明显减轻豚鼠因组胺喷雾引起的哮喘及抽搐，对于兔的蛋清性过敏性休克也有显著的保护作用，还能明显降低大鼠的毛细血管通透性。（6）对平滑肌的作用：秦艽碱甲对麻醉犬回肠运动无明显影响，对离体豚鼠回肠运动也无任何影响，但能拮抗组胺和乙酰胆碱引起的肠管收缩，1:5000几乎能完全拮抗组胺的作用，对乙酰胆碱的拮抗作用相对较弱。（7）其它作用：龙胆苦苷对疟原虫有抑杀作用。犬人工胃瘘试验证明龙胆苦苷能促进胃液及游离盐酸分泌增加（《中华本草》）。

【处方用名】秦艽、西秦艽、左秦艽。

【炮制方法】

1. 秦艽片：除去杂质，洗净，润透，切厚片，晒干。

2. 炒秦艽：取秦艽片入锅内，以文火炒至表面微有焦斑，取出放凉。

3. 酒秦艽：取净秦艽片，加入定量黄酒拌匀，待黄酒被吸尽后，置炒制容器内，用文火加热，炒至表面黄色，略见焦斑时，取出，晾凉。筛去碎屑。秦艽片每100kg用黄酒20kg。

【质量要求】

1. 秦艽：呈类圆柱形，上粗下细，扭曲不直，长10~30cm，直径1~3cm。表面黄棕色或灰黄色，有纵向或扭曲的纵皱纹，顶端有残存茎基及纤维状叶鞘。质硬而脆，易折断，断面略显油性，皮

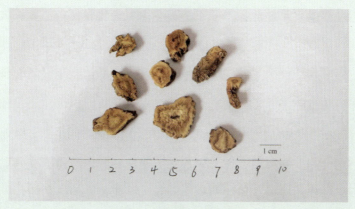

炒秦艽

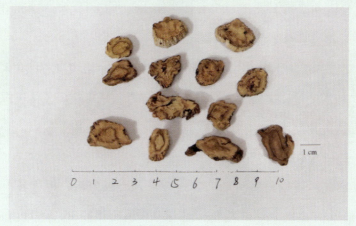

酒秦艽

部黄色或棕黄色，木部黄色。气特异，味苦、微涩。

2. 麻花艽：呈类圆锥形，多由数个小根纠聚而膨大，直径可达7cm。表面棕褐色，粗糙，有裂隙呈网状孔纹。质松脆，易折断，断面多呈枯朽状。

3. 小秦艽：呈类圆锥形或类圆柱形，长8~15cm，直径0.2~1cm。

Handdrawn Color Atlas of Commonly
Used Traditional Chinese Medicine

表面棕黄色。主根通常1个，残存的茎基有纤维状叶鞘，下部多分枝。断面黄白色。水分不得过9.0%，总灰分不得过8.0%，酸不溶性灰分不得过3.0%，醇溶性浸出物不得少于24.0%，干燥品含龙胆苦苷和马钱苷酸的总量不得少于2.5%。

【炮制作用】炒制后苦味减弱，便于服用，功同生品，且无致呕的副作用；酒制后，性平，苦味和寒性减弱，增强了祛风湿、舒筋络的作用，用于风湿痹痛不问新久，或偏寒偏热，均可配伍应用。

【民间用法】

1. 秦艽丹参煲瘦肉

秦艽30g、丹参30g、瘦肉50g。将瘦肉洗净切块与药材共入煲内，加水适量，文火煲烂即可；适宜寻常狼疮等疾病（《风湿病调理膳食》）。

2. 秦艽木瓜酒

秦艽、制川乌、制草乌各6g，广郁金、羌活、川芎各10g，木瓜20g，全蝎2g，红花8g，透骨草、鸡血藤各30g，60度白酒1000mL。将前11味捣碎或切片，置容器中，加入白酒，密封，浸泡15日后，过滤去渣，即成。用法：口服，于每晚临卧前服15~30mL。本方内服，也可配合外用。外用时，用棉签蘸药酒涂患处，然后局部按摩。适宜人群：风湿病等患者。凡糖尿病、冠心病、慢性心功能不全者忌服，服用不可过量；主要功效祛风通络，化瘀止痛（《中国药酒系列丛书》《中国药膳大典》）。

3. 秦艽牛乳汤

秦艽15g，牛乳300mL，芒硝5g。制作用牛乳煎秦艽，煮取150mL，去渣加入芒硝拌匀。顿服。功效清热，利湿，退黄（《肝胆病食疗食谱》）。

4. 秦艽酒

秦艽50g，黄酒300mL。将上药捣碎，置容器中，加入黄酒，密封，浸泡7日后，过滤去渣即成。功效祛风湿，退黄疸。口服：每次空腹服30~50mL，日服3次，或利便止。本草载："秦艽退黄最妙"，验之临床，本方用治上述黄疸，确有良效。用治湿热黄疸，加茵陈30g同浸，效果亦佳（《本草纲目》）。

【贮存】置通风干燥处。

防己

STEPHANIAE TETRANDRAE RADIX

Fangji

【来 源】防己科植物粉防己 *Stephania tetrandra* S. Moore的干燥根。秋季采挖，洗净，除去粗皮，晒至半干，切段，个大者再纵切，干燥。

【药 性】苦，寒。归膀胱、肺经。

【功 效】祛风止痛，利水消肿。

【应 用】用于水肿脚气，小便不利，湿疹疮毒，风湿痹痛。

【用法用量】煎服，4.5~9g，或入丸散。

【使用注意】阴虚而无湿热者慎服。

【现代研究】

1. 化学成分：粉防己根含生物碱约1.2%，其中有汉防己甲素、去甲汉防己碱、汉防己乙素、汉防己丙素、木防己素甲、木防己素乙，后两者分别为汉防己碱和去甲汉防己碱的异构物。粉防己根含黄酮苷、酚类、有机酸、挥发油等。

2. 药理作用：（1）镇痛作用：用小鼠热板法测得汉防己总

防己

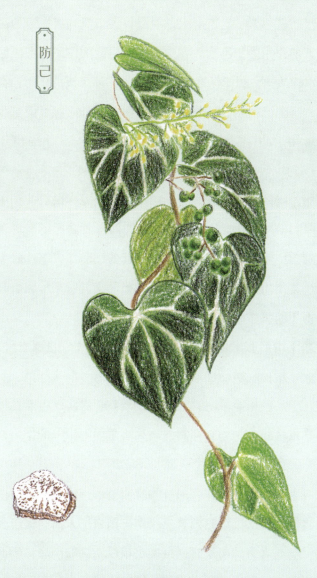

STEPHANIAE TETRANDRAE RADIX

碱及汉防己甲素、乙素、丙素均有镇痛作用。（2）消炎及抗过敏作用：汉防己甲素、乙素对大鼠甲醛性关节炎均有一定的消炎作用；甲素的作用强于乙素。在这方面，甲素的作用与考的松相似，强于水杨酸钠，弱于保泰松。（3）对循环系统的作用：在麻醉猫身上，汉防己甲素有显著的降压作用，3~6mg/kg可使血压下降50%~65%在1h以上。静脉、肌肉注射或口服均有作用。降压时心收缩力仅有短暂的削弱，心率及传导无显著变化。（4）对横纹肌的作用：汉防己甲素及其若干同类物有松弛横纹肌的作用。（5）对平滑肌的作用：对离体兔肠是先兴奋而后抑制，较大剂量可部分抑制由毛果芸香碱，氯化钡引起的痉挛性收缩。对兔离体及在位子宫作用并不显著。对豚鼠、猫的支气管平滑肌引起收缩，此乃由于组织胺的释放所引起。丙素能使离体兔、豚鼠小肠及在体兔肠平滑肌张力增加，收缩振幅减小。（6）抗菌、抗原虫、抗肿瘤作用：汉防己在试管中有某些抗菌（痢疾杆菌）、抗真菌作用，但品种未经鉴定，浓度也比较高。汉防己甲素在体外及体内（小鼠盲肠法）均有抑制或杀灭溶组织阿米巴的作用，可抑制小鼠艾氏腹水癌细胞及大鼠腹水肝癌细胞。（7）其他作用：汉防己碱对犬呈催眠作用，与阿朴吗啡无拮抗作用；使家兔中性白细胞显著增加，淋巴细胞则减少。木防己素甲、乙和汉防己碱都能使鸽呕吐。汉防己丙素有兴奋中枢神经系统的作用，小剂量可致呼吸兴奋，反射亢进；中毒剂量则使小鼠发生阵挛性惊厥，死于呼吸衰竭，苯巴比妥有拮抗作用，对注射大肠杆菌肉汤而发热的大鼠，有解热作用；不引起动物呕吐。

【处方用名】汉防己、粉防己。

【炮制方法】

1. 防己片：除去杂质，稍浸，洗净，润透，切厚片，干燥。

2. 制防己：细锉，又锉车前草根相对同蒸半日后，出、晒，去车前草根，细锉用之（《雷公炮炙论》）。

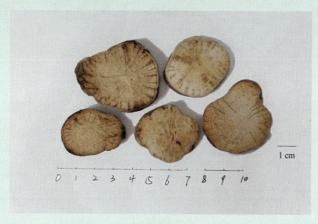

清炒防己

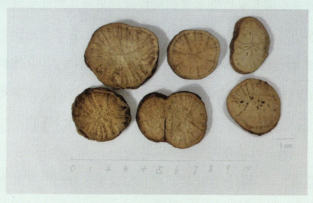

麸炒防己

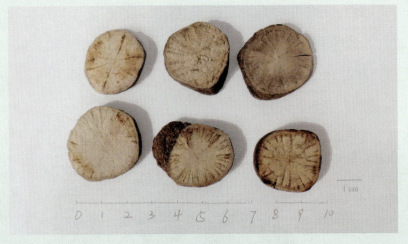

酒防己

3. 炒防己：取净防己片，置锅内用文火加热，炒至微黄色，偶有焦斑，取出，放凉。

4. 麸炒防己：将锅烧热，撒入麦麸或蜜麸，至冒烟时，投入净防己片，拌炒至防己片表面呈黄色时，取出，筛去麦麸，放凉。

5. 酒防己：去皮，锉，酒洗晒干用（《本草纲目》）。

【质量要求】本品呈不规则圆柱形、半圆柱形或块状，多弯曲，长5~10cm，直径1~5cm。表面淡灰黄色，在弯曲处常有深陷横沟而成结节状的瘤块样。体重，质坚实，断面平坦，灰白色，富粉性，有排列较稀疏的放射状纹理。气微，味苦。水分不得过12.0%，总灰分不得过4.0%，醇溶性浸出物不得少于5.0%，干燥品含粉防己碱和防己诺林碱的总量不得少于1.6%。

【炮制作用】防己性味苦，寒。归膀胱、肺经。具有利水消肿，祛风止痛的功能。用于水肿脚气，小便不利，湿疹疮毒，风湿痹痛。制防己用车前草拌蒸，增强利水消肿作用，用于水肿脚气，小便不利。炒防己和麸炒防己缓和药性。酒炙增强祛风除湿作用，用于风湿痹痛，疮疡肿痛，如治中风历节，病如狂状，妄行，独语不休，无寒热，脉浮。

【民间用法】

1. 防己大枣汁

防己、白术各10g，黄芪12g，甘草3g，生姜3片，大枣5枚。将上几味加水煎取汁。每日1剂，分2次服。功效益气健脾，利水消肿。适用气虚所致突发水肿，症见汗出恶风、身重浮肿、小便不利、肢重麻木等（《本草纲目精编彩图版》）。

2. 防己生姜茶

防己5g、生姜3g、绿茶3g。用250mL开水冲泡后饮用。也可用防己、生姜的煎煮液冲泡绿茶饮用。功效行水消胀，治水饮停聚膨胀。中药材防己和生姜一起泡茶有消肿作用，对于去湿气也有好处《本草汇言》。

3. 橘皮防己汤

陈橘皮（汤浸，去白，焙）、防己、桑根白皮（锉）各60g，吴茱萸（汤洗，焙干，炒）、槟榔（锉）各30g、大腹并子（锉）7枚、生姜（锉，炒）90g、甘草（炙，锉）15g，上药八味，粗捣筛。每服6g，用水220mL，入葱白3茎（切），同煎至160mL，去滓，空腹时温服。功效治脚气肿满、上气。中药材防己和橘子皮一起煮汤，有治疗脚气的作用，还可以抗菌消炎（《中医方剂大辞典》）。

4.防己枳壳汤

防己 50g,枳壳（去瓤,麸炒）100g,桑根白皮 50g（锉）,当归（切,焙）50g，木香 25g，紫苏茎 50g（锉），槟榔（锉）50g。上为粗末。每服 5g 匕，水 1 盏半，煎至 1 盏，去滓温服，不拘时候。主治产后肿满喘咳《圣济总录》。

5.生地黄煲仔鸭

生地黄 10g，防己 15g，麦冬 10g，黄花 l0g，仔鸭 1 只，料酒、姜、葱各 6g，盐、味精各 3g。仔鸭宰杀后去毛、内脏及爪；麦冬、黄花洗净去杂质；防己洗净；姜切片，葱切段；生地切薄片。麦冬、防己、黄花、生地放入鸭腹内，再把仔鸭放入炖锅，加清水适量，倒入料酒、姜、葱，置武火上烧沸，再用文火炖煮 50min，加入盐、味精即成。功效清热，解毒，利尿，散结。对膀胱癌患者食用尤佳（《癌症美味食疗 318 种》）。

【贮存】置干燥处，防霉，防蛀。

雷公藤

Leigongteng

TRIPTERYGIUM WILFORDII

【来 源】卫矛科雷公藤属植物雷公藤 *Tripterygium wilfordii* Hook. f.，以根、叶、花及果入药。根秋季采；叶夏季采；花、果夏秋采。

【药 性】苦，寒；有毒。归肝、肾经。

【功 效】祛风湿，活血通络，消肿定痛。

【应 用】风湿顽痹，麻风病，顽癣，湿疹，疥疮。外用治风湿性关节炎，皮肤发痒，杀蛆虫、孑孓，灭钉螺，毒鼠。

【用法用量】煎服，1~3g，先煎。外用适量。

【使用注意】不可内服。敷药时间不可超过30min，否则起泡。孕妇禁用。心、肝、肾功能不全和白细胞减少者均慎用。

【现代研究】

1. 化学成分：根含雷公藤定碱、雷公藤扔碱、雷公藤晋碱、雷公藤春碱和雷公藤增碱等生物碱。此外，雷公藤还含南蛇藤醇、卫矛醇、雷公藤甲素及葡萄糖、鞣质等。

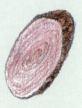

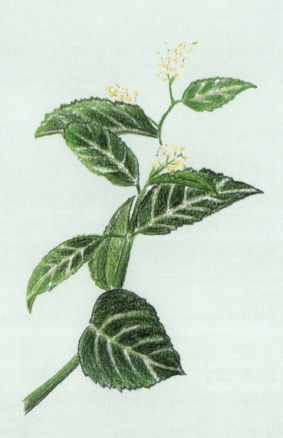

TRIPTERYGIUM WILFORDII

2. 药理作用：杀虫作用：雷公藤的水浸液及乙醇浸液均有毒杀梨叶星毛虫及卷叶虫的能力；但其石油醚、乙醚或三氧甲烷浸液，则并无杀虫能力。

【处方用名】雷公藤。

【炮制方法】摘除花柄及蒂，除去杂质，根、叶洗净，稍闷，切片、切丝、干燥。

【质量要求】根圆柱形，扭曲，常具茎残基。直径0.5~3cm，商品常切成长短不一的段块。表面土黄色至黄棕色，粗糙，具细密纵向沟纹及环状或半环状裂隙；栓皮层常脱落，脱落处显橙黄色。皮部易剥离，露出黄白色的木部。质坚硬，折断时有粉尘飞扬，断面纤维性；横切面木栓层橙黄色，显层状；韧皮部红棕色；木部黄白色，密布针眼状孔洞，射线较明显。根茎性状与根相似，多平直，有白色或浅红色髓部。气微、特异，味苦微辛。有大毒。水分不得过16.0%；总灰分不得过4.0%；杂质质量不得大于1.0%；干燥品雷公藤内酯含量不得少于6.0%（参考福建省地方标准）。

【民间用法】

雷公藤酒

雷公藤250g，生川乌，生草乌各60g，当归、红花、桂枝、川牛膝、木瓜、羌活、杜仲、地骨皮，车前子、薏苡仁各20g，50度白酒1000mL，冰糖（或白糖）250g。将前13味加水2500mL，用文火煎至1000mL，过滤去渣后，加入冰糖，溶化，冷却后与诸余药同置容器中，加入50度白酒，拌和，密封。浸泡5~7d，过滤去渣，即成。祛风湿，通经络，舒筋和血，消肿止痛。适用于类风湿性关节炎等症（《中国药膳大典》）。

【贮存】置干燥阴凉处。

独活

ANGELICAE PUBESCENTIS RADIX

Duhuo

【来　源】伞形科植物重齿毛当归*Angelica pubescens Maxim*.f.*biserrata* Shan et Yuan的干燥根。春初苗刚发芽或秋末茎叶枯萎时采挖，除去须根和泥沙，烘至半干，堆置2~3天，发软后再烘至全干。

【药　性】辛、苦，微温。归肾、膀胱经。

【功　效】祛风除湿，通痹止痛。

【应　用】用于风寒湿痹，腰膝疼痛，少阴伏风头痛，风寒夹湿头痛。

【用法用量】内服：煎汤，3~10g；或浸酒；或入丸、散。外用：煎汤洗。

【使用注意】（1）独活与阿托品不宜同用，阿托品可以部分或全部抑制独活的降压作用；（2）内服量不宜过大，阴虚血燥者慎服。

【现代研究】

1. 化学成分：本品含二氢山芹醇及其乙酸酯，欧芹酚甲醚，

独活

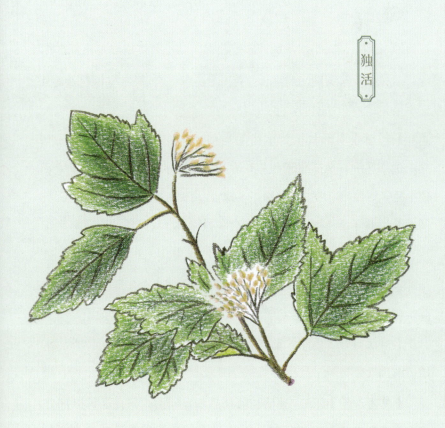

ANGELICAE PUBESCENTIS RADIX

异欧前胡内酯，香柑内酯，花椒毒素，二氢山芹醇当归酸酯，二氢山芹醇葡萄糖苷，毛当归醇，当归醇D、G、B，γ-氨基丁酸及挥发油等。

2. 药理作用：（1）镇静、催眠、镇痛、抗炎作用：独活煎剂或流浸膏给大鼠或小鼠口服或腹腔注射，均可产生镇静乃至催眠作用，甚至可防止士的宁对蛙的惊厥作用，但不能使其免于死亡。用小鼠热板法证明，它有镇痛作用。独活寄生汤同样有镇静、催眠及镇痛作用，对大鼠甲醛性"关节炎"有抗炎作用。（2）对心、血管系统的作用：独活粗制剂予麻醉犬或猫静脉注射，有降压作用，但不持久，酊剂作用大于煎剂。切断迷走神经不影响其降压，注射阿托品后，降压作用受到部分或全部的抑制。对离体蛙心有抑制作用，煎剂在蛙腿灌注时，有收缩血管的作用。（3）其他作用：独活能使离体蛙腹直肌发生收缩。煎剂在试管内（1∶100）对人型结核杆菌有某些抗菌作用。软毛独活对人能引起日光性皮炎，是由于其中所含之补骨脂素衍化物，如佛手柑内酯、花椒毒素、欧芹属素乙等。而花椒毒酚、异虎耳草素等则无"光敏"作用。

【处方用名】独活，川独活。

【炮制方法】取原药材，除去杂质及走油变黑者，大小个分开，抢水洗净，润透，切薄片，晒干或低温干燥。

【质量要求】本品根略呈圆柱形，下部2~3分枝或更多，长10~30cm。根头部膨大，圆锥状，多横皱纹，直径1.5~3cm，顶端有茎、叶的残基或凹陷。表面灰褐色或棕褐色，具纵皱纹，有横长皮孔样突起及稍突起的细根痕。质较硬，受潮则变软，断面皮部灰白色，有多数散在的棕色油室，木部灰黄色至黄棕色，形成层环棕色。有特异香气，味苦、辛、微麻舌。水分不得过10.0%，总灰分不得过8.0%，酸不溶性灰分不得过2.0%，蛇床子素不得少于0.50%，干燥品含二氢欧山芹醇当归酸酯不得少于0.080%。

【炮制作用】本品具有祛风除湿，通痹止痛。用于风寒湿痹，腰膝疼痛，少阴伏风头痛，风寒挟湿头痛。

【民间用法】

1. 独活乌豆汤

独活9g，乌豆60g，米酒适量。将独活、乌豆放入清水中，文火煎至500mL，去渣取汁，兑入米酒。每日分两次温服。功效祛风胜湿，通络止痛。用于风湿或类风湿性关节炎风寒湿痹，腰膝疼痛，关节拘挛，或中风不遂（《家庭食疗手册》）。

2. 独活茶

独活150g，将独活研成粗末，每次取30g，放在杯子中，冲入50mL沸水，加盖闷泡15min后代茶饮用。1日内分数次饮完。每日1剂。功效祛风胜湿，散寒止痛（《药茶治百病》）。

3. 独活黑豆米酒汤

独活12g、黑豆60g、米酒100mL。做法：独活洗净，黑豆浸泡3h以上，然后将汤料放入瓦煲内，加入清水2000mL，武火煮沸后，改为文火煲1h，去渣取汁，兑入米酒，再煲约15min即可。功效：祛风胜湿，通络止痛（《本草纲目》）。

【贮存】置干燥处，防霉，防蛀。

化湿药

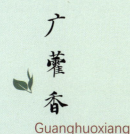

广藿香

POGOSTEMONIS HERBA

Guanghuoxiang

【来源】本品为唇形科植物广藿香*Pogostemon cablin*（Blanco）Benth.的干燥地上部分。枝叶茂盛时采割，日晒夜闷，反复至干。

【药性】辛，微温。归脾、胃、肺经。

【功效】芳香化浊，和中止呕，发表解暑。

【应用】用于湿浊中阻，脘痞呕吐，暑湿表证，湿温初起，发热倦怠，胸闷不舒，寒湿闭暑，腹痛吐泻，鼻渊头痛。

【用法用量】3~10g。

【使用注意】阴虚者禁服。

【现代研究】

1. 化学成分：广藿香中化学成分以萜类和黄酮类（芹菜素、5,4'-二羟基-7-甲氧基黄酮、5,4'-二羟基-7,3'-二甲氧基黄酮等）化学成分为主，同时含有少量的苯丙素毛蕊花糖苷、紫葳新苷Ⅰ、列当苷、（-）-丁香树脂酚-4-O-β-D-葡萄糖苷、黄药苷、异黄药苷等、含氮类化合物（广藿香吡啶、大豆脑苷Ⅰ、大豆脑苷Ⅱ和

·广藿香·

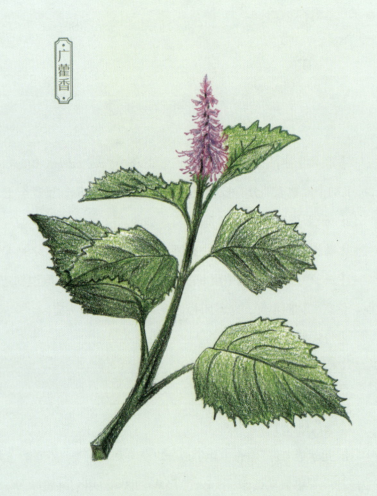

POGOSTEMONIS HERBA

尿嘧啶等），还有甾体、醇类、醛类、吡喃酮等。

2. 药理作用：（1）广藿香具有抗病原微生物的作用；（2）抗炎、解热、镇痛；（3）调节胃肠运动、促消化液分泌；（4）抗消化性溃疡；（5）保护肠屏障，抗氧化；（6）抗肿瘤，抗过敏，调节免疫等。

【炮制方法】除去残根和杂质，先抖下叶，筛净另放；茎洗净，润透，切段，晒干，再与叶混匀。

【民间用法】

1. 口臭：广藿香洗净，煎汤口服。

2. 疮疾：广藿香、高良姜各15g为末，均分为4服，水煎温服。

3. 吐泻：广藿香、陈皮各等量，15g，水煎温服（《中草药与验方图谱》）。

【贮存】置阴凉干燥处，防潮。

豆蔻

Doukou

AMOMI FRUCTUS ROTUNDUS

【来源】本品为姜科植物白豆蔻*Amomum kravanh* Pierre ex Gagnep.或爪哇白豆蔻 *Amomum compactum* Soland ex Maton 的干燥成熟果实。按产地不同分为"原豆蔻"和"印尼白蔻"。

【药性】辛，温。归肺、脾、胃经。

【功效】化湿行气，温中止呕，开胃消食。

【应用】用于湿浊中阻，不思饮食，湿温初起，胸闷不饥，寒湿呕逆，胸腹胀痛，食积不消。

【用法用量】3~6g，后下。

【使用注意】阴虚血燥者慎用。

【现代研究】

1. 化学成分：含挥发油。其中含量最高的为1,8-桉叶素，主要化学成分有β-蒎烯、松油烯、石竹烯、月桂烯、桃金娘醛、葛缕酮、香橙烯、龙脑、樟脑等。

2. 药理作用：具有抑菌作用、平喘作用、芳香健胃、祛风作

·豆蔻·

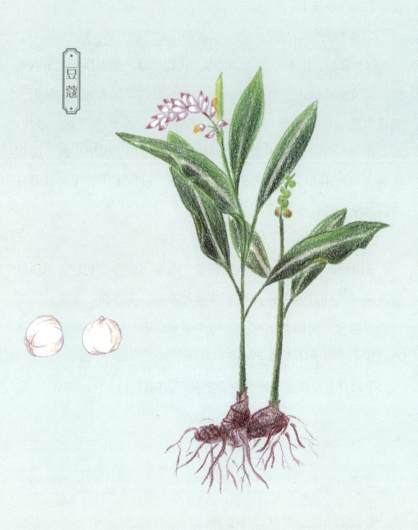

AMOMI FRUCTUS ROTUNDUS

用，促进胃液分泌，兴奋肠管蠕动等作用。

【处方用名】豆蔻、白豆蔻、白蔻仁。

【民间用法】

1. 白豆蔻粥

白豆蔻3g，生姜3片，大米50g。将白豆蔻、生姜择净，放入锅中，加清水适量，浸泡5~10min后，水煎取汁，加大米煮为稀粥，或将豆蔻、生姜研细，待粥熟时调入粥中，再煮沸即成，每日1剂，连续5~7d。可温中散寒，健脾止泻。适用于湿阻中焦，脘腹疼痛，纳食不香，肠鸣泻泄，恶心欲呕，肢体重困等（《壮骨强身科学保健滋补食谱》）。

2. 豆蔻羊肉汤

羊肉1500g，白豆蔻及调料适量。将羊肉洗净、切块，与白豆蔻及调味品同放锅中，加清水适量煮沸后，去浮沫，文火炖至羊肉烂熟服食。可温阳散寒，适用于中寒胃痛、腹痛及冻疮、肢体冷痛等（《中老年人养生药膳》）。

【贮存】置阴凉干燥处，密闭保存，防蛀。

利水渗湿药

茯苓

Fuling

PORIA

【来 源】本品为多孔菌科真菌茯苓 *Poria cocos*（Schw.）Wolf 的干燥菌核。多于7~9月采挖，挖出后除去泥沙，堆置"发汗"后，摊开晾至表面干燥，再"发汗"，反复数次至现皱纹、内部水分大部散失后，阴干，称为"茯苓个"；或将鲜茯苓按不同部位切制，阴干，分别称为"茯苓块"和"茯苓片"。

【药 性】甘、淡，平。归心、肺、脾、肾经。

【功 效】利水渗湿，健脾，宁心。

【应 用】用于水肿尿少，痰饮眩悸，脾虚食少，便溏泄泻，心神不安，惊悸失眠。

【用法用量】10~15g。

【使用注意】虚寒精滑或气虚下陷者忌服。

【现代研究】

1. 化学成分：菌核含 β-茯苓聚糖约占干重93%和三萜类化合物乙酰茯苓酸、茯苓酸、3β-羟基羊毛甾三烯酸。此外，尚含树

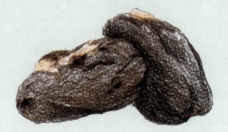
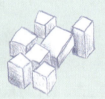

PORIA

胶、甲壳质、蛋白质、脂肪、甾醇、卵磷脂、葡萄糖、腺嘌呤、组氨酸、胆碱、β-茯苓聚糖分解酶、脂肪酶、蛋白酶等。

2. 药理作用：本品有利尿，增强免疫，调节肠胃功能，抗肿瘤，保肝，镇静，抗菌等多种药理作用。

【处方用名】茯苓，云苓，白茯苓，赤茯苓。

【质量要求】水分不得过18.0%，总灰分不得过2.0%，醇溶性浸出物不得少于2.5%。

【民间用法】

1. 茯苓白术茶

茯苓15g，黄芪15g，白术10g，可改善妊娠水肿（《脾好命就好》）。

2. 荷叶茯苓粥

取荷叶1张（鲜、干均可），茯苓50g，粳米或小米100g，白砂糖适量。将荷叶煎汤去渣，把茯苓、洗净的粳米或小米加入去了荷叶渣的汤中；同煮成粥，出锅前加白砂糖调味即食。此粥清热解暑、宁心安神、止泻止痢，对心血管疾病、神经衰弱者有辅助治疗作用（《夏季养生食谱》）。

3. 茯苓豆腐

取茯苓粉20g、豆腐500g、胡萝卜、香菇适量，将茯苓粉与豆腐拌和均匀，用盐、料酒调味，将胡萝卜和发好的冬菇放入锅内炒至半熟，将豆腐放入锅中，加入适量水，调小火慢慢焖煮，后调味起锅食用。健脾化湿、消食减肥（《二十四节气养生药膳》）。

4. 茯苓栗子粥

取茯苓15g，栗子25g，大枣10个，粳米100g。加水先煮栗子、大枣、粳米；茯苓研末；待米半熟时徐徐加入茯苓末，搅匀；煮至栗子熟透。可加糖调味食用。茯苓栗子粥补脾利湿，补脾止泻，益脾胃。茯苓栗子粥用于脾胃虚弱，饮食减少，便溏腹泻（《常用中药材品种真伪鉴别与应用》）。

【贮存】置干燥处，防潮。

茵陈

ARTEMISIAE SCOPARIAE HERBA

Yinchen

【来源】本品为菊科植物滨蒿*Artemisia scoparia* Waldst.et Kit.或茵陈蒿*Artemisia capillaris* Thunb.的干燥地上部分。春季幼苗高6~10cm时采收或秋季花蕾长成至花初开时采割，除去杂质和老茎，晒干。春季采收的习称"绵茵陈"，秋季采割的称"花茵陈"。

【药性】苦、辛，微寒。归脾、胃、肝、胆经。

【功效】清利湿热，利胆退黄。

【应用】用于黄疸尿少，湿温暑湿，湿疮瘙痒。

【用法用量】煎服，6~15g。外用适量，煎汤熏洗。

【使用注意】本品微寒苦泄，故脾胃虚寒者慎服。蓄血发黄者及血虚萎黄者慎用。

【现代研究】

1. 化学成分：含6，7-二甲基七叶树内酯（6，7-dimethylsculetin）及挥发油，油中主要为a-蒎烯、茵陈二炔酮（capillin）茵陈烯炔

267

茵陈

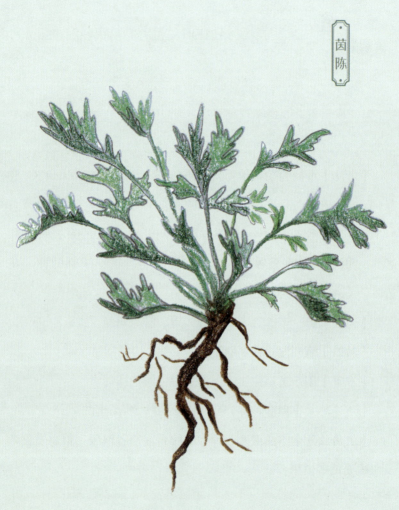

ARTEMISIAE SCOPARIAE HERBA

（capillene）、茵陈醇（capillanol）、茵陈色原酮（capillarisin）、绿原酸等。

2.药理作用：抗肝胆损伤、利胆、抗病原微生物、抗肿瘤等多种药理作用。

【处方用名】茵陈、茵陈蒿、绵茵陈、花茵陈。

【质量要求】绵茵陈含绿原酸（$C_{16}H_{18}O_9$）不得少于0.50%，花茵陈含滨蒿内酯（$C_{11}H_{10}O_4$）不得少于0.20%。

【民间用法】

1.凉拌茵陈

取茵陈蒿嫩茎叶250g，白糖、麻油各适量。将茵陈去杂洗净，入沸水锅焯透，捞出洗净，挤干水，切碎放盘中，加入精盐、味精、白糖、麻油，食时拌匀即成。此菜碧绿清香，甘甜爽口，具有利湿退黄、祛风明目的功效。适用于湿热黄疸，小便不利，风痒疥疮，两目昏花，夜盲等病症（《家庭常用食物食疗方》）。

2.茵陈蒿炒肉丝

取茵陈蒿嫩茎叶250g，猪肉100g，葱花10g，姜末5g。将茵陈蒿洗净，入沸水锅焯片刻，捞出挤干水分，切段；猪肉洗净切丝；将料酒、精盐、味精、酱油、葱花、姜末放入碗内，搅匀成调味汁；炒勺加油烧热，下入肉丝煸炒至发白，倒入调味汁，炒至肉丝入味，投入茵陈蒿再炒至入味，出勺即成。此菜酱红透绿，嫩爽韧香，具有健脾益胃、和中利湿的功效。适用于脾胃不和，不欲饮食，小便不畅，大便溏泄等病症（《食物营养与食疗养生大全》）。

3. 茵陈窝头

取鲜茵陈100g，米面适量。将茵陈洗净，捣烂取汁，加清水适量调和米面，做成窝头，蒸熟食，或做成馒头亦可。此法对急性黄疸性肝炎有一定作用（《家常食疗、菜疗》）。

4. 茵陈蒿荷叶粥

取茵陈蒿25g，新鲜荷叶1张，粳米100g，白糖适量。先将茵陈蒿、荷叶洗净煎汤，取汁去渣，加入洗净的粳米同煮，待粥将熟时，放入白糖稍煮即成。此粥色淡绿，质浓，清香甘甜，具有健补脾胃、利胆退黄的功效。适用于慢性肝炎恢复期，对疾病的痊愈有一定的作用（《食物营养与食疗养生大全》）。

【贮存】置阴凉干燥处，防潮。

常用中药手绘彩色图谱（第三部）

编委会

主　编：李越峰　严兴科　郭清毅

副主编：张育贵　孙宇靖　姚钟玮　曹永琴　王明伟

　　　　边甜甜　王毛毛　王彦钧　辛二旦　曹　瑞

　　　　司昕蕾　马新换　刘岩峰　杨秀娟　张小花

　　　　李昕蓉　张　敏　李国峰　李咸慰　宋沁洁

　　　　杨新荣　刘　婷　张转红　高飞云　马定财

　　　　王　哲　窦芬瑜　柴梦娜　吕瑞龙

编　委：张泽国　李　旭　席少阳　于小刚　贾文侠

　　　　冠琛哲　谢雯婷　陈玉竹　张认真　杜源中

　　　　周引梅　李小玲　马玲玲

（本书由甘肃省科普作品专项特别资助）

前
言

　　中药泛指在传统中医药理论的指导下，采集、炮制及制剂，说明作用机理，用于疾病的治疗、诊断及预防，并具有保健康复作用的药物。中药主要来源于天然的植物、动物、矿物及其加工品。中药以植物药居多，故有"诸药以草为本"之说法。中药在我国古籍中通称"本草"。我国最早的一部中药学专著是汉代的《神农本草经》，而世界上最早的药典则是我国唐代官方修订颁布的《新修本草》。明代李时珍的《本草纲目》，附药物形态图，且总结了16世纪以前的药物经验，对后世药物学的发展作出了重大的贡献。尽管如此，时至今日，对于中药材的彩色纯手绘图谱参考书籍少之又少，因此，项目组团队手绘、整理、编撰《常用中药手绘彩色图谱》，旨在补充中药材彩色纯手绘图谱的参考书，为中医药工作者及爱好者提供参考。

本书是以《常用中药手绘彩色图谱》（第一部、第二部）为基础，进一步完善的《常用中药手绘彩色图谱》系列丛书，该书中所示中药图谱为常用中药的原植物手绘图谱，图谱惟妙惟肖、活灵活现、精妙绝伦、纤毫毕现，将中药原植物的主要识别部位不仅栩栩如生的呈现，而且对中药原植物纹理细致入微的展示，完美地再现每一味中药及其植物形态原貌，准确反映出中药形态特征及其形状。此外，本书所示中药炮制品的彩色对照图谱，能清晰地展示中药材炮制前后外观、形态、色泽等的变化，直观地显示炮制品外观质量，为相关工作者的参考提供便利，为中药饮片传统经验鉴别和外观质量控制提供更为直观的参考依据。本书除展示常用中药的原植物手绘图谱及相关炮制品彩色对照图谱外，还介绍了每一味中药的来源、药性、功效、应用、用法用量、使用注意、现代研究、处方用名、炮制方法、质量要求、炮制作用、民间用法、贮存等主要内容，系统地介绍每一味中药使用方法等内容，可作为中药生产、经营、检验、教学及科研等工作者及学习者的参考、借鉴和教学使用工具。

本书在编写过程中由传统的"以学科体系为引领"向"以岗位实际工作为引领"转变，由"以学科知识为主线"向"以解决岗位实际问题为主线"转变，坚持"贴近社会、贴近岗位、贴近学生"的基本原则，根据新时期中医药岗位的实际需求，体现"实用为本，够用为度"的特点，通过"基础理论、基本知识、基本技能"的"三基"要求，理论联系实际，本着"重点突出，新颖实用"的编写原则，力求凸显中医药特色，力求文字通俗易懂，注重理论联系实际，图文并茂，使得读者能够通俗易懂、直观明了地获取本书相关知识。此外，该书采用手绘的载体形式将植物的外观形态与炮制加工实例图相结合，使得科普材料内容形式多样，适合于更加广泛的大众群体使用，有助于进一步激发使用者的学习兴趣，促进中医药文化事业的推广，弘扬中医药文化。

本书在编写过程中得到了甘肃省教育厅"甘肃省科普作品专项基金"资助，由甘肃中医药大学从事中药炮制学专业的教授李越峰、严兴科及郭清毅领衔主编，得到诸多专家与学者的认可与支持，是集"产-学-研-用"四位一体的系列参考书。本书是在集成的基础上进行了改革与创新，在探索过程中，难免有不足与纰漏之处，敬请各位专家、同仁和广大读者赐教，提出宝贵意见，以便进一步修订完善。

目录
CONTENTS

解表药

防风

SAPOSHNIKOVIAE RADIX

Fangfeng

【来 源】本品为伞形科植物防风*Saposhnikovia divaricata*（Turcz.）Schischk.的干燥根。春、秋二季采挖未抽花茎植株的根，除去须根和泥沙，晒干。

【药 性】辛、甘，微温。归膀胱、肝、脾经。

【功 效】祛风解表，胜湿止痛，止痉。

【应 用】用于感冒头痛，风湿痹痛，风疹瘙痒，破伤风。

【用法用量】5~10g。

【现代研究】

1. 化学成分：本品主要含色酮类成分：防风色酮醇，5-O-甲基维斯阿米醇苷，升麻素，升麻素苷；香豆素类成分：香柑内酯。还含酸性多糖、挥发油等。

2. 药理作用：本品有解热、抗炎、镇静、镇痛、抗惊厥、抗过敏作用。防风新鲜汁对绿脓杆菌和金黄色葡萄球菌有一定抗菌作用，煎剂对痢疾杆菌、溶血性链球菌等有不同程度的抑制作用。

Handdrawn Color Atlas of Commonly
Used Traditional Chinese Medicine

并有增强小鼠腹腔巨噬细胞吞噬功能的作用。

【处方用名】防风。

【质量要求】水分不得过10.0%，总灰分不得过6.5%，酸不溶性灰分不得过1.5%，醇溶性浸出物不得少于13.0%。本品按干燥品计算，含升麻素苷（$C_{22}H_{28}O_{11}$）和5-O-甲基维斯阿米醇苷（$C_{22}H_{28}O_{10}$）的总量不得少于0.24%。

【民间用法】

1. 防风鱼肚糯米粥

防风15g，鱼肚30g，糯米50g，老姜10g，香葱10g，精盐2g，味精2g，胡椒粉2g，料酒10g。

将防风打成细粉，待用。将鱼肚用温油发透，温水浸泡至软，切小块；糯米淘洗干净；姜拍松，葱切花。锅置于武火上，加入清水，烧沸后下入防风粉、鱼肚、料酒、姜、葱、糯米，改用文火煮50min，调入精盐、味精、胡椒粉即可，早餐食用。具有发表祛风，祛湿止痛作用（《海、河鲜保健药膳》）。

2. 人参防风粥

人参5~10g，防风10g，磁石30g，猪肾1对，粳米100g，姜、葱、盐各少许。

先煎磁石，后入防风，去渣。将人参单煎兑入，然后将猪肾洗干净，去膜切细丝，与粳米同入药汁中煮粥，并入姜、葱、盐等调料，煮熟即可，空腹即食。具有益肾填精、聪耳开窍作用（《药膳食疗大全集》）。

防风

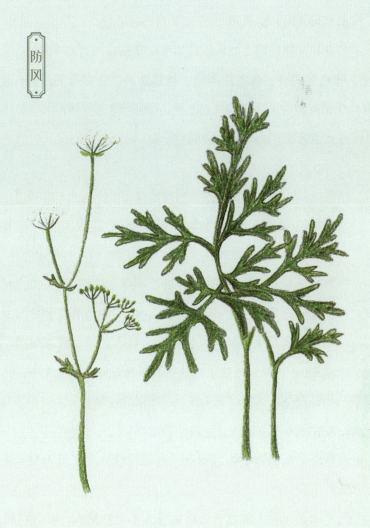

SAPOSHNIKOVIAE RADIX

3. 防风蛤肉汤

鲜蛤肉200g，防风10g，芹菜调料等各适量。

将防风洗净切碎，放入锅内加水烧开5min，加入蛤肉、芹菜及盐、味精等调料，再煮沸即可，趁热饮汤，食肉及菜。具有止咳祛痰，消除疲劳、止头痛作用（《药膳汤羹》）。

【贮存】置阴凉干燥处，防蛀。

羌活

NOTOPTERYGII RHIZOMA ET RADIX

Qianghuo

【来源】本品为伞形科植物羌活 *Notopterygium incisum* Ting ex H. T. Chang 或宽叶羌活 *Notopterygium franchetii* H. de Boiss. 的干燥根茎和根。春、秋二季采挖，除去须根及泥沙，晒干。

【药性】辛、苦，温。归膀胱、肾经。

【功效】解表散寒，祛风除湿，止痛。

【应用】用于风寒感冒，头痛项强，风湿痹痛，肩背酸痛。

【用法用量】3~10g。

【现代研究】

1. 化学成分：本品主要含挥发油：α-侧柏烯，α-蒎烯，β-蒎烯等；香豆素类：紫花前胡苷，羌活醇，异欧前胡素，8-甲基异欧前胡素；酚性成分：花椒毒酚。还含脂肪酸、氨基酸、糖类等。

2. 药理作用：羌活有抗炎、镇痛、解热作用，并对皮肤真菌、布氏杆菌有抑制作用。羌活挥发油能对抗垂体后叶素引起的心肌缺血和增加心肌营养性血流量；羌活水溶部分有抗实验性心律失

羌活

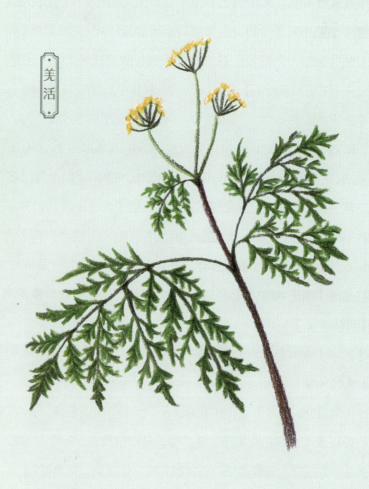

NOTOPTERYGII RHIZOMA ET RADIX

常作用；羌活对小鼠迟发性过敏反应有抑制作用。

【处方用名】羌活。

【质量要求】总灰分不得过8.0%，酸不溶性灰分不得过3.0%，醇溶性浸出物不得少于15.0%。本品按干燥品计算，含挥发油不得少于1.4%（ml/g），羌活醇（$C_{21}H_{22}O_5$）和异欧前胡素（$C_{16}H_{14}O_4$）的总量不得少于0.40%。

【民间用法】

羌活鸡肉汤

羌活15g，红枣5枚，川芎10g，鸡肉150g，盐2小匙。

鸡肉洗净，装进干净纱布袋，扎紧，红枣洗净；将鸡肉放入沸水中汆烫，将所有材料放入锅中，加7碗水大火煮开，转小火炖30min，起锅前取掉纱布袋丢弃，加盐调味即可。具有行气活血、祛湿止痛的作用，对三叉神经痛有较好的效果（《学会吃！快速调理慢性病》）。

【贮存】置阴凉干燥处，防蛀。

细辛

ASARI RADIX ET RHIZOMA

Xixin

【来源】本品为马兜铃科植物北细辛*Asarum heterotropoides* Fr. Schmidt var. *mandshuricum* （Maxim.） Kitag、汉城细辛*Asarum sieboldii* Miq.var.*seou1ense* Nakai或华细辛*Asarum sieboldii* Miq.的干燥根和根茎。前二种习称"辽细辛"。夏季果熟期或初秋采挖，除净地上部分和泥沙，阴干。

【药性】辛，温。归心、肺、肾经。

【功效】解表散寒，祛风止痛，通窍，温肺化饮。

【应用】用于风寒感冒，头痛，牙痛，鼻塞流涕，鼻衄，鼻渊，风湿痹痛，痰饮喘咳。

【用法用量】1~3g。散剂每次服0.5~1g。外用适量。

【使用注意】不宜与藜芦同用。

【现代研究】

1. 化学成分：本品主要含木脂类成分：细辛脂素；挥发油：α-蒎烯，莰烯，香叶烯，柠檬烯，细辛醚，甲基丁香酚，榄香

细辛

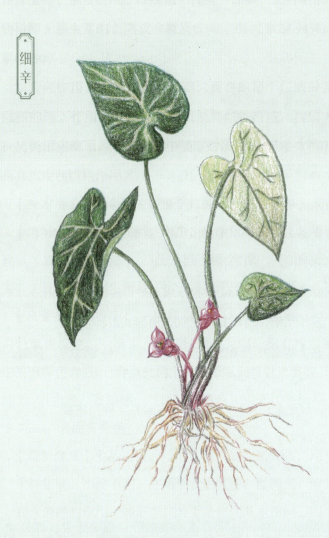

ASARI RADIX ET RHIZOMA

素，黄樟醚等。另含痕量的马兜铃酸I。

2. 药理作用：细辛挥发油具有解热、镇静、镇痛、抗炎、表面麻醉及浸润麻醉作用。细辛水及醇提取物可使速发型变态反应过敏介质释放量减少40%以上。细辛大剂量挥发油可使中枢神经系统先兴奋后抑制，显示一定毒副作用。体外实验显示细辛挥发油对革兰阳性菌、枯草杆菌、伤寒杆菌及多种真菌有一定抑制作用。华细辛醇浸剂可对抗吗啡所致的呼吸抑制。此外，细辛有强心、扩张血管、松弛平滑肌、增强脂质代谢、升高血糖等作用，对细胞免疫、体液免疫均有抑制作用。

【处方用名】细辛、辽细辛、北细辛、华细辛。

【质量要求】水分不得过10.0%，总灰分不得过12.0%，酸不溶性灰分不得过5.0%，醇溶性浸出物不得少于9.0%。本品按干燥品计算，含挥发油不得少于2.0%（ml/g），马兜铃酸I（$C_{17}H_{11}NO_7$）不得过0.001%，细辛脂素（$C_{20}H_{18}O_6$）不得少于0.050%。

【贮存】置阴凉干燥处。

白芷

ANGELICAE DAHURICAE RADIX

Baizhi

【来 源】本品为伞形科植物白芷*Angelica dahurica*（Fisch.ex Hoffm.）Benth.et Hook.f.或杭白芷*Angelica dahurica*（Fisch. ex Hoffm.）Benth.et Hook.f.*var.formosana*（Boiss.）Shan et Yuan的干燥根。夏、秋间叶黄时采挖，除去须根和泥沙，晒干或低温干燥。

【药 性】辛，温。归胃、大肠、肺经。

【功 效】解表散寒，祛风止痛，宣通鼻窍，燥湿止带，消肿排脓。

【应 用】用于感冒头痛，眉棱骨痛，鼻塞流涕，鼻衄，鼻渊，牙痛，带下，疮疡肿痛。

【用法用量】3~10g。

【现代研究】

1. 化学成分：本品主要含香豆素类成分主要有欧前胡素、异欧前胡素、别欧前胡素、别异欧前胡素、氧化前胡素及水合氧化前胡素。还含挥发油等。

2.药理作用：小量白芷毒素有兴奋中枢神经、升高血压作用，并能引起流涎呕吐；大量能引起强直性痉挛，继以全身麻痹。白芷能对抗蛇毒所致的中枢神经系统抑制。白芷水煎剂对大肠杆菌、痢疾杆菌、伤寒杆菌、绿脓杆菌、变形杆菌有一定抑制作用；有解热、抗炎、镇痛、解痉、抗癌作用。异欧前胡素等成分有降血压作用。呋喃香豆素类化合物为"光活性物质"，可用以治疗白癜风及银屑病。水浸剂对奥杜益小芽孢鲜菌等致病真菌有一定抑制作用。

【处方用名】白芷，香白芷，川白芷，杭白芷。

【质量要求】水分不得过14.0%，总灰分不得过6.0%，重金属及有害元素铅不得过5mg/kg；镉不得过1mg/kg；砷不得过2mg/kg；汞不得过0.2mg/kg；铜不得过20mg/kg，醇溶性浸出物不得少于15.0%。本品按干燥品计算，含欧前胡素（$C_{16}H_{14}O_4$）不得少于0.080%。

【民间用法】

1.芷香乳鸽

乳鸽2只，白芷9g，当归6g，生姜3片，盐、料酒、黄糖、酱油各适量。

将乳鸽洗净，切块，用料酒在锅里翻炒几下，加入清水没过鸽肉。将白芷、当归、姜加入，大火将水煮开，再加入盐、糖、酱油和少量料酒。然后转慢火焖煮30min，等鸽肉上色后，大火收汁，然后关火即成。具有滋肾益气、养血祛风的作用。适合于身体虚弱、女性血虚、经闭等人群食用（《鉴古诗品药膳》）。

白芷

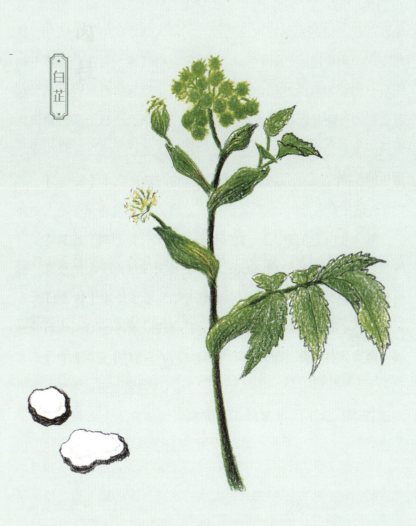

ANGELICAE DAHURICAE RADIX

2. 白芷羊肉

白芷18g，羊肉480g，白萝卜180g，料酒、姜、盐、胡椒粉、葱各适量。白芷先用清水浸泡一晚，切成薄片备用。姜切片，葱切段，羊肉洗净，切成块，用姜、葱、料酒腌一会儿。白萝卜切成块。将羊肉、白芷、白萝卜、姜、葱、料酒同放炖锅内，加水适量，大火烧开，再用小火炖煮35min，加入盐，撒上胡椒粉调味即成。具有温中散寒、益气补虚的作用。适合于气血虚弱、虚寒体质的人群食用（《鉴古诗品药膳》）。

3. 白芷鱼头汤

鳙鱼头1个，白芷12g，红枣6枚，生姜3片，料酒、食盐适量。鳙鱼头洗净，斩成两块。白芷、红枣分别洗净备用。用料酒、盐略腌鳙鱼头，放油锅煎一下。锅中加水，待水烧开后，将所有材料放入，慢火煲1h，放盐调味。具有解表祛风、散寒止痛的作用。适合于因感受风寒引起头痛发作的人群食用（《中华美食宝典》）。

【贮存】置阴凉干燥处，防蛀。

藁本

LIGUSTICI RHIZOMA ET RADIX

Gaoben

【来　源】本品为伞形科植物藁本*Ligusticum sinense* Oliv.或辽藁本*Ligusticun jeholense* Nakai et Kitag.的干燥根茎和根。产于辽宁、四川、陕西等地。秋季茎叶枯萎或次春出苗时采挖，除去泥沙，晒干或烘干。

【药　性】辛，温。归膀胱经。

【功　效】祛风，散寒，除湿，止痛。

【应　用】用于风寒感冒，头身疼痛，巅顶痛甚，痛连齿颊，风寒湿痹，一身尽痛。

【用法用量】煎服，3~10g。

【使用注意】本品辛温香燥，凡阴血亏虚、肝阳上亢、火热内盛之头痛者忌服。

【现代研究】

1. 化学成分：藁本中的活性成分可分为苯酚类、苯丙素类、萜类和黄酮类等。其中，苯酚类是藁本中的特征性成分，该类化合物

藁本

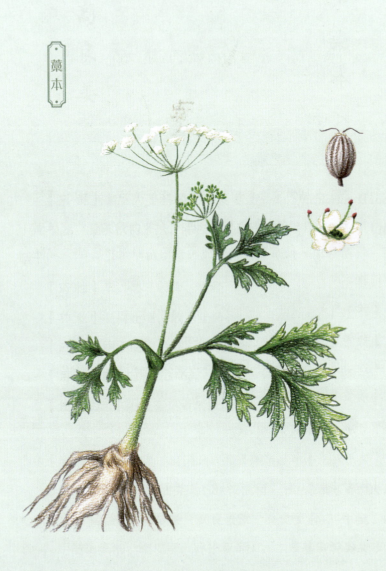

LIGUSTICI RHIZOMA ET RADIX

的代表性成分是藁本内酯（Ligustilide），含量在 2.84%~4.10%。苯丙素类化合物包括：香草酸、阿魏酸、异阿魏酸、补骨脂素、肉豆蔻醚和榄香质素；萜类化合物包括：β–水芹烯、β–蒎烯、月桂烯、γ–松油烯、甲基丁香酚、萜品油烯和4-萜品醇；黄酮类化合物包括：金丝桃苷、川陈皮素、5-甲氧基黄酮、柑橘黄酮等。除此之外，藁本中还含有甾体类、脂肪酸类、糖类等成分，如：β–谷甾醇、胡萝卜苷、亚油酸、蔗糖、α–松油醇等。

2. 药理作用：藁本及其提取物具有抗动脉粥样硬化、抗氧化、镇静和镇痛等多种药理作用。藁本地上部分和地下部分的乙醇提取物均有抗氧化活性，并可以促进动物入睡，有较强的镇静催眠效果，此外，藁本的乙醇提取物还表现出较强的抗醋酸扭体作用。

【处方用名】藁本、辽藁本、川藁本。

【炮制方法】取原药材除尽杂质泥沙，除去蒂头须根，剔除异物，淋洗，沥干，切3~4cm厚片，铺层，鼓风干燥。

【质量要求】本品含水分不得超过10.0%，总灰分不得超过15.0%，酸不溶性灰分不得过10.0%。本品含阿魏酸不得少于0.050%。

【贮存】置阴凉干燥处，防潮，防蛀。

菊花

CHRYSANTHEMI FLOS

Juhua

【来 源】本品为菊科植物菊 *Chrysanthemum morifolium* Ramat. 的干燥头状花序。9~11月花盛开时分批采收，阴干或焙干，或熏、蒸后晒干。药材按产地和加工方法不同，分为"亳菊""滁菊""贡菊""杭菊""怀菊"。

【药 性】甘、苦，微寒。归肺、肝经。

【功 效】散风清热，平肝明目，清热解毒。

【应 用】用于风热感冒，头痛眩晕，目赤肿痛，眼目昏花，疮痈肿毒。

【用法用量】5~10g。内服煎汤或入丸、散，或泡茶；外用煎水洗，或捣敷。

【使用注意】清热宜用黄菊花，养生宜用白菊花。

【现代研究】

1. 化学成分：花和茎含挥发油，并有腺嘌呤、胆碱、水苏碱等。花又含菊苷、氨基酸、黄酮类及微量维生素B$_1$。挥发油主要

·菊花·

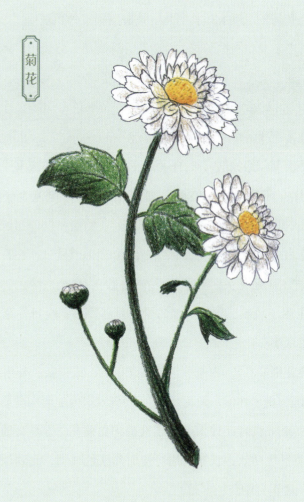

CHRYSANTHEMI FLOS

含龙脑、樟脑、菊油环酮等。黄酮类有木犀草素-7-葡萄糖苷、大波斯菊苷、刺槐苷。

2.药理作用：具有解热、抗炎、降压、免疫调节、抗病原微生物、降血脂、扩张冠状动脉、抗氧化、抗肿瘤等多种药理作用。

【处方用名】菊花、白菊花、黄菊花、滁菊花、杭菊花。

【炮制方法】菊花：拣净叶梗、花柄及泥屑杂质。菊花炭：取拣净的菊花，置锅内炒至焦黄色、焦褐色、黄褐色，但须存性，喷洒清水，取出晒干。

【质量要求】含绿原酸（$C_{16}H_{18}O_9$）不得少于0.20%，木犀草苷（$C_{21}H_{20}O_{11}$）不得少于0.080%，3,5-O-二咖啡酰基奎宁酸（$C_{25}H_{24}O_{12}$）不得少于0.70%。

【炮制作用】拣去叶柄杂质，筛尽灰尘。若取其降低寒性，用文火炒至微黄色。菊花炭，取净药投入锅内，拌炒至焦黑色，炒炭适应于咯血症。

【民间用法】

1.红枣菊花粥

取红枣50g、粳米100g，菊花15g。一同放入锅内加清水适量，煮粥，待粥煮至浓稠时，放入适量红糖调味食服。此方具有健脾补血、清肝明目之功效；长期食用可使面部肤色红润，起到保健防病的作用（《美容中药一本通》）。

2.菊花山楂茶

取菊花10g，山楂30g，茶叶10g。将上3味一起放入杯中，用沸水冲沏，代茶频饮。具有清热化痰，消食健胃，降脂之功效（《高血压与高血脂药膳疗法》）。

3. 杞菊决明子茶

取枸杞子10g，菊花3g，决明子20g。将枸杞子、菊花、决明子同时放入较大的有盖杯中，用沸水冲泡，加盖，闷15min后可开始饮用。代茶饮，一般可冲泡3~5次，具有清肝泻火，养阴明目，降压降脂之功效（《中华食疗本草》）。

4. 菊楂决明茶

取菊花10g，生山楂片15g，决明子15g。将决明子打碎，同菊花、生山楂片水煎。可酌加白糖，代茶饮。具有疏风、散热、平肝、润肠通便、降压的功效，适用于高血压合并冠心病的患者，对于阴虚阳亢、大便秘结等症效果更好（《药食同源养生方药集粹》）。

5. 菊花萝卜粥

白菊花10g，白萝卜60g，粳米30g。将白菊花、白萝卜洗净，同放锅中，加水适量，煮30min，去渣取汁，再加入粳米，按常规煮粥，具有清热解毒之功效（《小儿病中医保健》）。

6. 菊花粥

取菊花30g，粳米100g，白糖少许，清水适量。将菊花去蒂，摘下花瓣，漂洗干净，粳米淘洗干净；取锅放入清水、粳米，煮至粥将成时，加入菊花瓣、白糖，略滚即成；具有疏散风热，平肝明目，清热解毒，降低血压的功效（《中医补肝养生法》）。

7. 菊花炒肉丝

取鲜菊花 100g，猪瘦肉丝 400g，鸡精 2g，料酒 10mL，生姜 5g，芡粉 25g，葱 10g，鸡蛋 1 个，素油 35mL，盐 3g，味精 2g。将鲜菊花撕成瓣状，用清水浸泡后，沥干水分，猪瘦肉切丝，用沸水氽一下，捞起沥干水分，生姜切片，葱切段。鸡蛋清打入碗内，加入芡粉、盐、鸡精、料酒，加入少许水，搅匀，备用。将炒锅置武火上烧热，加入素油，烧六成热时，下生姜、葱爆香，随即加入挂好芡粉的猪肉丝、料酒，炒熟，加入盐、味精、鸡精、鲜菊花即可食用；具有疏风、清热、明目、解毒之功效（《饮食宜忌搭配》）。

8. 菊花猪肝汤

取枸杞子15g，鲜菊花60g，鲜猪肝300g，精盐、味精少许。先将猪肝洗净切片，放入热油锅内略煸，加菊花水（菊花用纱布单包加水1000mL，武火烧沸15min，取出纱布袋，放入枸杞子武火煮沸，15min后改用文火，熟时放精盐、味精调味），具有滋补肝肾、清热明目之功效（《药食同源养生方药集粹》）。

9. 鸡蛋菊花羹

取鸡蛋1个，菊花5g，藕汁适量，陈醋少许。将鸡蛋打成液与菊花、藕汁、陈醋调匀后，隔水蒸炖熟后即成，每日1次。具有止血活血、消肿止痛的作用。适用于食道癌、咳嗽加重、呕吐明显者（《自我保健一本通抗癌食疗与用药》）。

【贮存】置阴凉干燥处，密闭保存，防霉，防蛀。

清热药

板蓝根

ISATIDIS RADIX

Banlangen

【来 源】本品为十字花科植物菘蓝*Isatis indigotica* Fort.的干燥根。秋季采挖，除去泥沙，晒干。

【药 性】苦，寒。归心、胃经。

【功 效】清热解毒，凉血利咽。

【应 用】用于瘟疫时毒，发热咽痛，温毒发斑，痄腮，烂喉丹痧，大头瘟疫，丹毒，痈肿。

【用法用量】煎服，9~15g。

【使用注意】体虚而无实火热毒者忌服。

【现代研究】

1. 化学成分：菘蓝的根部含靛苷、β-谷甾醇、靛红、板蓝根结晶乙、板蓝根结晶丙、板蓝根结晶丁，又含植物性蛋白、树脂状物、糖类等；根中氨基酸有精氨酸、脯氨酸、谷氨酸、酪氨酸、γ-氨基丁酸、缬氨酸和亮氨酸，又含芥子苷，还含有抗革兰氏阳性和阴性细菌的抑菌物质及动力精。

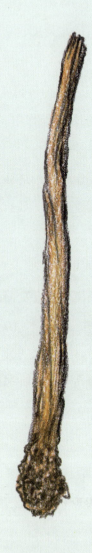

ISATIDIS RADIX

2. 药理作用：（1）抗菌、抗病毒作用：菘蓝根对多种细菌有作用。水浸液对枯草杆菌、金黄色葡萄球菌、八联球菌、大肠杆菌、伤寒杆菌、副伤寒甲杆菌、痢疾（志贺氏、弗氏）杆菌、肠炎杆菌等都有抑制作用；丙酮浸出液也有类似作用，且对溶血性链球菌有效（皆用琼脂小孔平板法）。对A型脑膜炎球菌之抑菌作用与大蒜、金银花相似。（2）抗钩端螺旋体作用：1：100以上的板蓝根或大青叶，在试管内均有杀钩端螺旋体的作用。（3）解毒作用：犬用板蓝根、黄连粉与藜芦同服（各2.0g/kg），能解藜芦毒，降低死亡率；若藜芦中毒后再用之，则无效；分别单用板蓝根粉或黄连粉，效果亦不好。

【处方用名】板蓝根、蓝根、大青根。

【炮制方法】板蓝根除去杂质，洗净，润透，切厚片，干燥。

【质量要求】本品呈圆柱形，稍扭曲，长 10~20cm，直径 0.5~1cm。表面淡灰黄色或淡棕黄色，有纵皱纹及支根痕，皮孔横长。根头略膨大，可见暗绿色或暗棕色轮状排列的叶柄残基和密集的疣状突起。体实，质略软，断面皮部黄白色，木部黄色。气微，味微甜后苦涩。水分不得过 13.0%，总灰分不得过 8.0%，酸不溶性灰分不得过 2.0%，用 45% 乙醇作溶剂，浸出物不得少于 25.0%，（R，S）– 告依春不得少于 0.030%。

【民间用法】

1. 板蓝根炖猪腱

板蓝根 8g、猪腱 60g、姜 1 片、蜜枣半粒。清洗猪腱（即猪前小腿的肉），切成大片。用水冲洗一下板蓝根片，然后把所有材料放入炖盅内，猛火炖3h，保温至饮用时再加入食盐调味。板蓝根煲猪腱有清热解毒、凉血、利咽的功效，并可增强人体抵抗力，对外来的病菌侵袭有一定功效（养生堂《本草纲目》中药养生速查全书）。

2. 夏枯草板蓝根糖饮

夏枯草15g，板蓝根20g，生甘草2g，冰糖20g。先将夏枯草，板蓝根，生甘草分别拣杂，洗净。板蓝根，生甘草切成片，与切碎的夏枯草同放入砂锅，加水浸泡片刻，煎煮30min，用洁净纱布过滤。取汁放入容器，趁热调入研细的冰糖粉，溶化后拌匀即成。早晚2次分服。解毒，治疱疹，对肝火型中老年带状疱疹尤为适宜（《中医养生图典》）。

蒲公英

TARAXACI HERBA

Pugongying

【来　源】本品为菊科植物蒲公英*Taraxacum mongolicum* Hand.-Mazz.、碱地蒲公英*Taraxacum borealisinense* Kitam.或同属数种植物的干燥全草。春至秋季花初开时采挖，除去杂质，洗净，晒干。

【药　性】苦、甘，寒。归肝、胃经。

【功　效】清热解毒，消肿散结，利尿通淋。

【应　用】用于疔疮肿毒，乳痈，瘰疬，目赤，咽痛，肺痈，肠痈，湿热黄疸，热淋涩痛。

【用法用量】内服：煎服，10~15g。外用：鲜品适量，捣敷或煎汤熏洗患处。

【使用注意】本品如用量过大，能致缓泻，阳虚外寒及脾虚便溏者慎服。

【现代研究】

1. 化学成分：（1）黄酮类成分：槲皮素，槲皮素-3-O-葡萄糖苷，槲皮素-3-O-半乳糖苷，芹菜素，芹菜素 -7-O- 葡萄糖

蒲公英

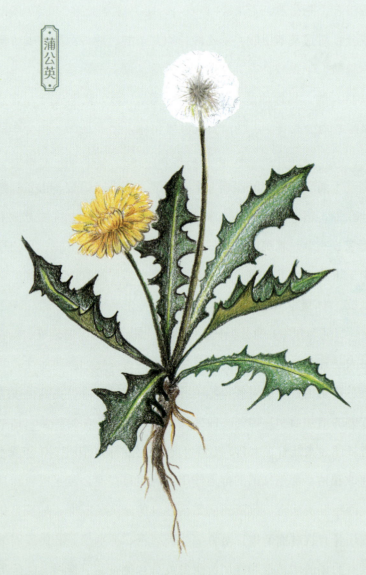

TARAXACI HERBA

苷，木犀草素，木犀草素–7–O–葡萄糖苷，香叶木素，黄酮苷，橙皮苷，芫花素，芫花素–4'–O–β–D–芦丁糖苷等；（2）酚酸类成分：对羟基苯甲酸，苯乙酸，原儿茶酸，对香豆酸，咖啡酸，阿魏酸，丁香酸，香荚兰酸，绿原酸，酒石酸，菊苣酸，单咖啡酰酒石酸，异绿原酸A，没食子酸等；（3）萜类成分：蒲公英甾醇、蒲公英赛醇、伪蒲公英甾醇和β–香树脂醇、山金车稀二醇、羽扇豆醇等；（4）多糖：菊粉；（5）挥发油：亚麻酸、棕榈酸、油酸、棕榈酸乙酯、十九烷酸、二十二烷酸、十九烷酸、叶绿醇、三十四烷酸、十八烷酸、肉豆蔻酸、三十烷酸、三十五碳烷、二十一碳烷、二十三烷酸、十九碳烷、十七烷、月桂酸、十三碳烷、十五烷酸、十七碳烷、十六酸甲酯、十五碳烷、十六碳烷、十四烷、二十碳烷等。

2.药理作用：蒲公英具有抗菌、抗病毒作用，蒲公英水提取物对大肠杆菌、沙门氏菌、金黄葡萄球菌有一定的抑菌活性；蒲公英总黄酮类提取物对假单胞菌有显著的抑菌效果，且抑菌效果随浓度的增加而明显增强；蒲公英多酚对金黄色葡萄球菌、枯草芽孢杆菌、大肠杆菌和沙门氏菌均有一定的抑菌作用，对金黄色葡萄球和枯草芽孢杆菌的抑菌作用更为明显；蒲公英水提取物具有抗丙型肝炎病毒、抗流感病毒活性。蒲公英黄酮类、酚酸类化合物还具有抗肿瘤活性，对胃癌、乳腺癌、鼻咽癌、肝癌等癌细胞具有明显的增殖抑制作用；蒲公英具有免疫调节作用，蒲公英多糖能显著提高小鼠脾脏指数和胸腺指数，促进小鼠免疫器官的生长发育。此外，蒲公英还具有利胆、保肝、抗内毒素、利尿、降血糖等药理作用。

【处方用名】蒲公英、公英、鲜公英、黄花地丁、华花郎、婆婆丁。

【炮制方法】除去杂质，洗净，切段，干燥。

【质量要求】蒲公英为不规则的段。根表面棕褐色，呈抽皱；根头部有棕褐色或黄白色的茸毛，或已脱落。叶多皱缩破碎，绿褐色或暗灰绿色，完整者展平后呈倒披针形，先端尖或钝，边缘浅裂或羽状分裂，基部渐狭，下延呈柄状。头状花序，总苞片多层，花冠黄褐色或淡黄白色。有时可见具白色冠毛的长椭圆形瘦果。气微，味微苦。蒲公英饮片含水分不得过10.0%，醇溶性浸出物不得过18.0%。

【炮制作用】蒲公英苦、甘，寒。归肝、胃经。具有清热解毒，消肿散结，利尿通淋的功效，用于治疗疔疮肿毒，乳痈，瘰疬，目赤，咽痛，肺痈，肠痈，湿热黄疸，热淋涩痛。可作内服汤剂使用，也可捣汁或入散剂，外用时捣敷使用。

【民间用法】

1. 蒲公英莼菜鸡丝汤

鲜蒲公英60g，西湖莼菜1瓶，鸡脯肉100g，清汤1500g，鸡蛋2个，精盐、味精、料酒、水淀粉各适量。制作时将蒲公英洗净切丝。鸡脯肉放入凉水内泡30min，捞出切成细丝。莼菜倒入碗内。把鸡丝加入蛋清、盐、水淀粉调匀浆好。将鸡丝放入开水锅内，视鸡肉丝变白色捞入碗内，用凉清汤泡上。把蒲公英放入烧开的清汤内烫透熟，捞入汤碗内，将原莼菜汁滗去，莼菜放入汤内烫透，捞入汤碗内弃汤。鸡肉丝也用滚开的清汤烫透，放入汤碗内。烧开余下的清汤，用料酒、精盐、味精调好味，注入汤碗内即可。蒲公英莼菜鸡丝汤具有清热解毒、利水消肿、益气等功效；使用时佐餐食用，饮汤食肉。

【贮存】置通风干燥处，防潮，防蛀。

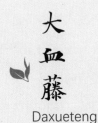

大血藤

SARGENTODOXAE CAULIS

Daxueteng

【来 源】本品为木通科植物大血藤 *Sargentodoxa cuneata*（Oliv.）Rehd. et Wils. 的干燥藤茎。秋、冬二季采收，除去侧枝，截段，干燥。

【药 性】苦，平。归大肠、肝经。

【功 效】清热解毒，活血，祛风止痛。

【应 用】用于肠痈腹痛，热毒疮疡，经闭，痛经，跌扑肿痛，风湿痹痛。

【用法用量】9~15g。

【现代研究】

1. 化学成分：主要含蒽醌类成分：大黄素、大黄素甲醚、大黄酚，三萜类，木质素类，甾醇类及多种酚及酚苷。

2. 药理作用：本品煎剂对金黄色葡萄球菌及乙型链球菌均有较强的抑制作用，对大肠杆菌、白色葡萄球菌、卡他球菌、甲型链球菌及绿脓杆菌，亦有一定的抑制作用。本品水溶提取物能抑制血小板聚集，增加冠脉流量，抑制血栓形成，提高血浆

· 大血藤 ·

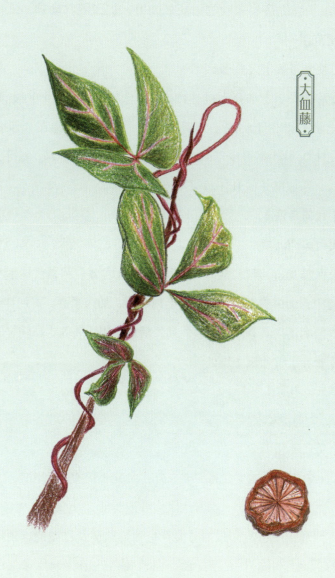

SARGENTODOXAE CAULIS

cAMP水平，提高实验动物耐缺氧能力，扩张冠状动脉，缩小心肌梗死范围。

【处方用名】大血藤。

【质量要求】水分不得过12.0%，总灰分不得过4.0%，醇溶性浸出物不得少于8.0%。本品按干燥品计算，含总酚以没食子酸（$C_7H_8O_6$）计不得少于6.8%，红景天苷（$C_{14}H_{20}O_7$）不得少于0.040%，绿原酸（$C_{16}H_{18}O_9$）不得少于0.20%。

【民间用法】

大血藤炖河蟹

大血藤30g，河蟹250g，米酒适量。大血藤、河蟹洗净后放入陶瓷罐中，加一碗半水，置文火上炖熟后，加入米酒，再炖片刻，趁热吃蟹喝汤。具有活血祛瘀，通经活络作用（《养生药膳》）。

【贮存】置通风干燥处。

苦参

SOPHORAE FLAVESCENTIS RADIX

Kushen

【来　源】本品为豆科植物苦参*Sophora flavescens* Ait. 的干燥根。春、秋二季采挖，除去根头和小支根，洗净，干燥，或趁鲜切片，干燥。

【药　性】苦，寒。归心、肝、胃、大肠、膀胱经。

【功　效】清热燥湿，杀虫，利尿。

【应　用】用于热痢，便血，黄疸尿闭，赤白带下，阴肿阴痒，湿疹，湿疮，皮肤瘙痒，疥癣麻风；外治滴虫性阴道炎等。

【用法用量】4.5~9g。外用适量，煎汤洗患处。

【使用注意】（1）脾胃虚寒和肠胃虚弱的患者禁用苦参；（2）不宜与藜芦同用；（3）长时间食用苦参对肾脏有损，所以肾虚、肝脏不好的人建议少用苦参。

【现代研究】

1. 化学成分：主要含苦参碱、氧化苦参碱、槐定碱等生物碱类成分，此外还有苦参啶、苦参酮、去甲苦参酮等黄酮类成分以及

苦
参

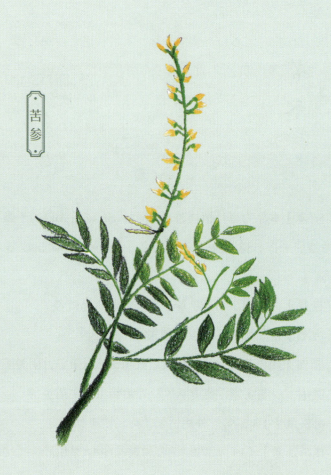

SOPHORAE FLAVESCENTIS RADIX

苦参苯醌A、大豆皂苷等。

2.药理作用：苦参碱对痢疾杆菌、大肠杆菌、变形杆菌、乙型溶血性链球菌及金黄色葡萄球菌均有明显的抑制作用；苦参及苦参总碱对柯萨奇B3组病毒引起的细胞病变有抑制作用；醇浸膏能杀灭阴道滴虫；苦参及苦参总碱在体内可抑制病毒在心肌中的增殖；苦参水煎液能抑制多种皮肤真菌的生长；苦参水煎液及苦参碱均可明显抑制大鼠蛋清性足肿胀、巴豆油诱发的大小鼠耳壳肿胀、角叉菜胶诱发的大鼠后肢肿胀、冰醋酸诱发的腹腔毛细血管通透性增加等多种炎性反应；此外还具有抗肿瘤、抗心律失常、抗肝炎、抗肝纤维化及免疫抑制等作用。

【处方用名】苦参、苦参片。

【炮制方法】

1.苦参：取原药材，除去杂质、残留的根头，洗净，略浸，润透，切厚片，干燥，筛去碎屑。

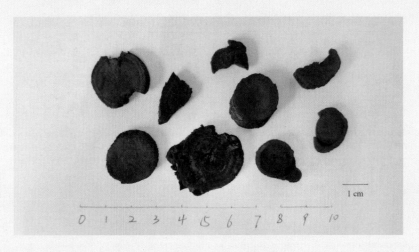

2. 苦参炭：取净苦参片，置炒制容器内，用武火加热，炒至表面呈焦黑色，内部焦黄色，喷洒少许清水，灭尽火星，取出，晾干。

【质量要求】苦参水分不得过11.0%，总灰分不得过8.0%，水溶性浸出物不得少于20.0%。本品按干燥品计算，含苦参碱和氧化苦参碱的总量不得少于1.2%。

【炮制作用】苦参味极苦，性甚寒，清热燥湿，杀虫止痒，利水作用强。用于湿热黄疸，痢疾，带下，阴痒，小便涩痛，疥癣，皮肤瘙痒，麻风及滴虫性阴道炎等。

苦参炭苦寒之性减弱，增加了涩味，以止血为主。用于血痢、便血及痔疮出血等。

【民间用法】

1. 取苦参100g，置于麻油500mL内浸泡1d后，用文火炸干，去渣过滤，装瓶备用。用时外搽患处，每天3次，10d为1个疗程。主治：肛门湿疹（《养生之家》）。

2. 苦参30g，白糖50g，水煎3次，合并煎液，浓缩至100mL，加白糖调匀，分3次服，每日1剂，连服2~4周。主治：心律失常，频发性早搏（《养生之家》）。

3. 苦参适量。研为细粉，装瓶备用。每次1g，每天4次，口服。主治：急性细菌性痢疾（《养生之家》）。

【贮存】置干燥处。

连翘

FORSYTHIAE FRUCTUS

Lianqiao

【来 源】本品为木犀科植物连翘*Forsythia suspensa*（Thunb.）Vahl 的干燥果实。秋季果实初熟尚带绿色时采收，除去杂质，蒸熟，晒干，习称"青翘"；果实熟透时采收，晒干，除去杂质，习称"老翘"。

【药 性】苦，微寒。归肺、心、小肠经。

【功 效】清热解毒，消肿散结，疏散风热。

【应 用】用于痈疽，瘰疬，乳痈，丹毒，风热感冒，温病初起，温热入营，高热烦渴，神昏发斑，热淋涩痛。

【用法用量】6~15g。

【使用注意】（1）脾胃虚弱，纳食欠佳，或稍多则胀满作泻，或兼四肢无力，气短消瘦，面色淡黄，脉细弱无力等症者，忌用；（2）气虚发热，痈疽已溃、脓稀色淡者，忌服。

【现代研究】

1. 化学成分：主要含连翘酚、连翘酯苷 A、连翘苷等木质素类成分，此外还有咖啡酸、阿魏酸、琥珀酸、棕榈酸、齐墩果酸、

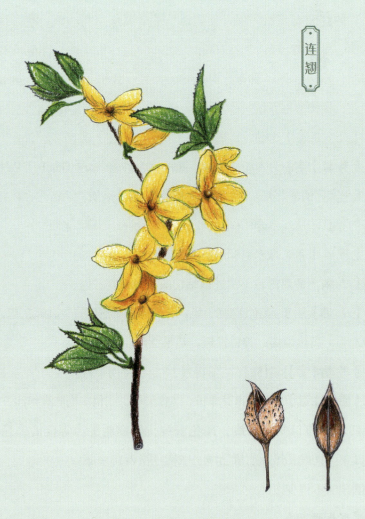

连翘

FORSYTHIAE FRUCTUS

连翘脂素、异落叶松脂素等。

2. 药理作用：连翘煎剂或复方连翘注射液对人工发热动物及正常动物的体温有降温作用；连翘体外对金黄色葡萄球菌、溶血性链球菌、肺炎双球菌、绿脓杆菌、伤寒杆菌、钩端螺旋体等均具有抑制作用。此外还具有抗炎解热、抑菌、保肝、降血脂、抗氧化衰老、保护心脏系统等作用。

【处方用名】连翘、连翘壳、黄花条、连壳、青翘、落翘。

【炮制方法】

1. 连翘：取原药材，除去杂质及果柄，抢水洗净，晒干。筛去脱落的心及灰屑。

2. 朱连翘：取净连翘，用清水喷湿，置容器内搅拌均匀，将朱砂粉撒匀稍拌，取出晾干。连翘每100kg用朱砂粉2kg。

3. 连翘炭：取净连翘置锅内，用武火加热炒至七八成黑，取出晾凉。

【质量要求】杂质青翘不得过3%，老翘不得过9%，水分不得过10.0%，总灰分不得过4.0%，醇溶性浸出物青翘不得少于30.0%，老翘不得少于16.0%，青翘含挥发油不得少于2.0%（mL/g），连翘苷不得少于0.15%，青翘含连翘酯苷A不得少于3.5%，老翘含连翘酯苷A不得少于0.25%。

【炮制作用】

本品具有清热解毒，消肿散结。用于痈疽，瘰疬，乳痈，丹毒，风热感冒，温病初起，温热入营，高热烦渴，神昏发斑，热

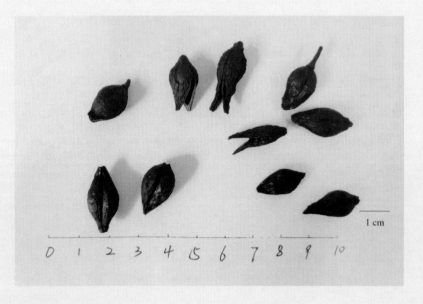

淋尿闭。

【民间用法】

1. 连翘30g，加水煎至150mL。分3次饭前服，连用5~10d。忌食辛辣及盐。主治：急性肾炎（《养生之家》）。

2. 连翘500g，研细末。每天20~25g，分3次饭前服。忌辛辣食物及酒。主治：肺结核（《养生之家》）。

3. 连翘18g，加水用文火煎成150mL。分3次食前服。主治：血小板减少性紫癜、过敏性紫癜（《养生之家》）。

4. 连翘20~30g，文火水煎。分3次食前服。主治：视网膜黄斑区出血（《养生之家》）。

5. 连翘心60g，炒焦煎水服，或炒焦研末服，每次10g，每天3次。主治：呃逆（《养生之家》）。

6.连翘适量，去梗洗净，曝干，装罐备用。每次用15~30g，开水冲泡或煎沸当茶饮，连服1~2周。主治：便秘（《养生之家》）。

7.治赤游瘼毒：连翘一味，煎汤饮之（《玉樵医令》）。

【贮存】置干燥处。

大青叶

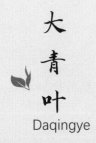

ISATIDIS FOLIUM

Daqingye

【来源】本品为十字花科植物菘蓝 *Isatis indigotica* Fort.的干燥叶。夏、秋二季分2~3次采收，除去杂质，晒干。

【药性】苦，寒。归心、胃经。

【功效】清热解毒，凉血消斑。

【应用】用于温病高热，神昏，发斑发疹，痄腮，喉痹，丹毒，痈肿。

【用法用量】9~15g。

【现代研究】

1.化学成分：主要含靛玉红、靛蓝等生物碱类成分，还有有机酸类、黄酮类、肥皂草苷、落叶松脂素、β-谷甾醇等。

2.药理作用：大青叶煎剂对由霍乱、伤寒混合疫苗引起的发热家兔有明显降低体温的作用，且降温快，毒性小；经体内、体外实验发现，大青叶有抗大肠杆菌$O_{111}B_4$内毒素的作用；此外还具有抗病毒、抗炎、抗氧化、抗肿瘤等作用。

·大青叶·

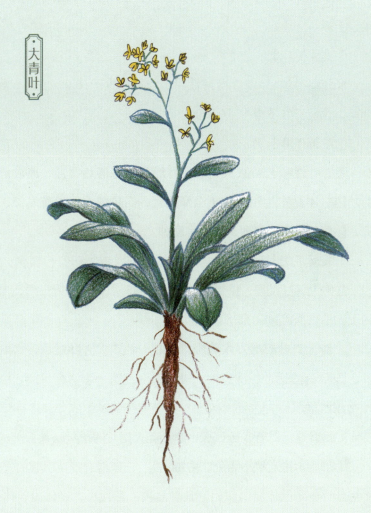

ISATIDIS FOLIUM

【处方用名】大青叶。

【炮制方法】

取原药材，除去枝梗、枯叶及杂质，抢水洗净，稍晾，及时切丝，干燥。

【质量要求】

水分不得过13.0%，醇溶性浸出物不得少于16.0%。按干燥品计算，含靛玉红不得少于0.020%。

【炮制作用】

大青叶性味苦，寒。归心、胃经。具有清热解毒，凉血消斑的功能。本品多生用，用于温邪入营，高热神昏，发斑发疹，黄疸，热痢，痄腮，喉痹，丹毒，痈肿。

【民间用法】

1.鲜大青叶洗净，捣烂外敷患处，同时取鲜大青叶一两，煎汤内服，治大头瘟（《泉州本草》）。

2.鲜大青叶150g。水煎服，每日一剂或大青叶适量，水煎浓汁，加薄荷油适量，洗患处，每日二至三次，防治疔、疖、痱子（《江西草药》）。

3.捣青蓝汁二升，分四服，治小儿赤痢（《子母秘录》）。

【贮存】置通风干燥处，防霉

白薇

Baiwei

CYNANCHI ATRATI RADIX ET RHIZOMA

【来　源】为萝藦科植物白薇*Cynanchum atratum* Bge.或蔓生白薇*Cynanchum versicolor* Bge.的干燥根和根茎。春、秋二季采挖，洗净，干燥。

【药　性】苦、咸，寒。归胃、肝、肾经。

【功　效】清热凉血，利尿通淋，解毒疗疮。

【应　用】用于温邪伤营发热，阴虚发热，骨蒸劳热，产后血虚发热，热淋，血淋，痈疽肿毒。

【用法用量】内服：煎汤，5～10g；或入丸、散。外用：适量研末贴；或用鲜品捣烂敷。

【使用注意】（1）恶黄芪、大黄、大戟、干姜、干漆、大枣、山茱萸；（2）凡伤寒及天行热病，或汗多亡阳过甚，或内虚不思食，食亦不消，或下后内虚，腹中觉冷，或因下过甚，泄泻不止，皆不可服；（3）血热相宜，血虚则忌。

白薇

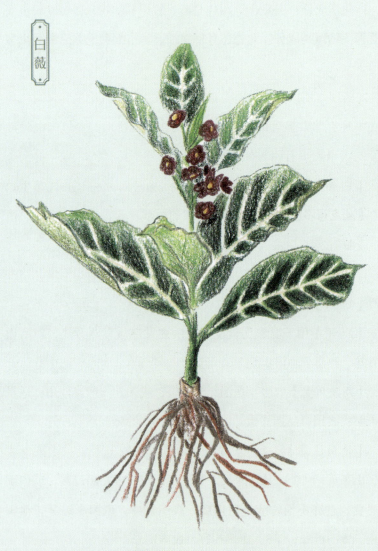

CYNANCHI ATRATI RADIX ET RHIZOMA

【现代研究】

1. 化学成分：主要含C_{21}甾体皂苷、脱甲氧基娃儿滕碱、脱氢安托芬等生物碱类成分。此外还有挥发油、苯乙酮类及苯甲酮类衍生物等。

2. 药理作用：白薇水提物对巴豆油致炎剂所致小鼠耳郭急性渗出性炎症有非常显著的抗炎作用；白薇水提物对15%酵母混悬液诱发的大鼠发热有明显的退热作用；此外还具有抗肿瘤、抑制免疫和美白等作用。

【处方用名】嫩白薇、香白薇。

【炮制方法】

白薇：取原药材，除去杂质，洗净，润透，切断，干燥，筛去碎屑。

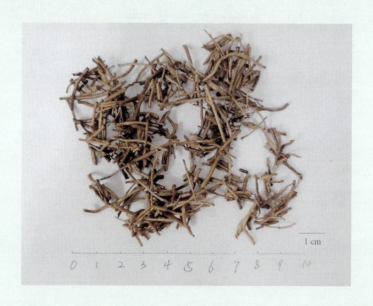

蜜白薇：取炼蜜，加适量开水稀释，淋入白薇段内拌匀，闷润，置炒制容器内，用文火加热，炒至不粘手时，取出，晾凉。白薇段每100kg用炼蜜25kg。

【质量要求】

水分不得过11.0%；总灰分不得过13.0%，酸不溶性灰分不得过4.0%，浸出物不得少于19.0%。

【炮制作用】

白薇味苦，咸，寒。归胃、肝、肾经。清热凉血，利尿通淋，解毒疗疮。白薇生用于凉血，通淋，解毒疗疮。用于温病热入营血，身热经久不退，热淋，血淋，疮痈肿毒，咽喉肿痛等。

蜜白薇性偏润，以退虚热力胜，用于阴虚内热，产后虚热。

【民间用法】

1. 白薇一两，水煎服治火眼（《湖南药物志》）；

2. 白薇末贴之，治金疮血不止（《儒门事亲》）。

【贮存】置通风干燥处。

白鲜皮

DICTAMNI CORTEX

Baixianpi

【来　源】本品为芸香科植物白鲜*Dictamnus dasycarpus* Turcz.的干燥根皮。产于辽宁、河北、四川等地。春、秋二季采挖根部，除去泥沙和粗皮，剥取根皮，干燥。

【药　性】苦，寒。归脾、胃、膀胱经。

【功　效】清热燥湿，祛风解毒。

【应　用】用于湿热疮毒，黄水淋漓，湿疹湿疮，风疹，疥癣疮癞，风湿热痹，黄疸尿赤。

【用法用量】煎服，5~10g，外用适量。

【使用注意】脾胃虚寒者慎用。

【现代研究】

1. 化学成分：本品主要含生物碱类，柠檬苦素类，倍半萜及苷类，三萜类，苯丙素类，黄酮类，甾醇类，挥发油类等化学成分。生物碱类是其主要活性成分，包括白鲜碱、茵芋碱、γ-崖椒碱、O-乙基-降-白鲜碱、O-乙基-降-γ-崖椒碱、O-乙基-降-茵芋

·白鲜皮·

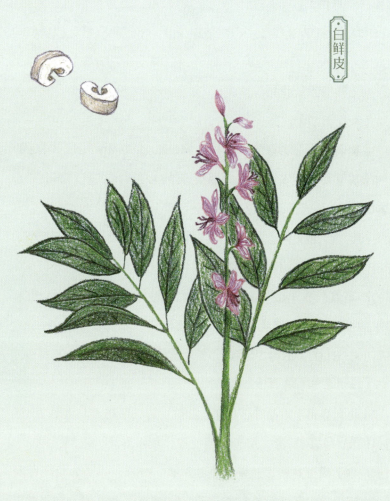

DICTAMNI CORTEX

碱等。

2. 药理作用：白鲜皮对大肠杆菌、金黄色葡萄球菌、变形杆菌和白念珠菌有一定抑制作用。白鲜碱可以通过抑制蛋白激酶C（PKC）α/核转录因子-κB（NF-κB）p65通路活化改善特应性皮炎小鼠炎症及瘙痒症状。此外，白鲜皮还具有抗肿瘤、抗氧化、对心血管系统作用等。

【处方用名】白鲜皮。

【炮制方法】除去杂质，洗净，稍润，切厚片，干燥。

【质量要求】本品呈卷筒状，长5~15cm，直径1~2cm，厚0.2~0.5cm。外表面灰白色或淡灰黄色，具细纵皱纹和细根痕，常有突起的颗粒状小点；内表面类白色，有细纵纹。质脆，折断时有粉尘飞扬，断面不平坦，略呈层片状，剥去外层，迎光可见闪烁的小亮点。有羊膻气，味微苦。白鲜皮水分，不得过14.0%，照水溶性浸出物测定法项下的冷浸法测定，不得少于20.0%，含梣酮（$C_{14}H_{16}O_3$）不得少于0.050%，黄柏酮（$C_{26}H_{34}O_7$）不得少于0.15%。

【炮制作用】本品味苦性寒，归脾、胃、膀胱经。主要功效为清热燥湿，祛风解毒。用于湿热疮毒，黄水淋漓，湿疹，风疹，疥癣疮癞，风湿热痹，黄疸尿赤。

白鲜皮临床多用生品，炮制后可洁净药材，便于调剂和制剂。

【贮存】置通风干燥处。

白头翁

PULSATILLAE RADIX

Baitouweng

【来　源】本品为毛茛科植物白头翁*Pulsatilla chinensis*（Bge.）Regel的干燥根。春、秋二季采挖，除去泥沙，干燥。

【药　性】苦，寒，归胃、大肠经。

【功　效】清热解毒，凉血止痢。

【应　用】用于热毒血痢，阴痒带下，可治阿米巴痢疾，也可用治菌痢。

【用法用量】9~15g。

【使用注意】虚寒泻痢忌服。

【现代研究】

1.化学成分：白头翁化学成分复杂，含白头翁皂甙（pulchinenoside）A、B、C、D，白头翁皂甙（pulchinenoside）A3、B4，皂甙（saponin）1、2，白桦脂酸-3-O-α-L阿拉伯吡喃糖甙（betulinicacid 3-O-α-L-arabinopyranoside），白桦脂酸（betulinic acid），3-氧代白桦脂酸（3-oxobetulinic acid），

·白头翁·

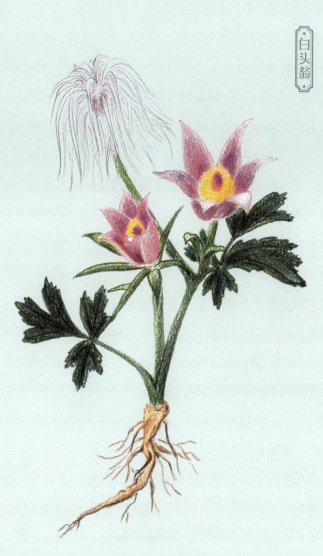

PULSATILLAE RADIX

胡萝卜甙（daucosterol），白头翁素（anemonin），原白头翁素（protoanemonin）等多种化学成分。

2.药理作用：抗阿米巴原虫，白头翁煎剂及其皂甙在体外和体内都能抑制阿米巴原虫生长，但都需大剂量。在体外试验中，煎剂在 1∶40 时，能完全抑制阿米巴虫的生长；1∶60 时培养液中已出现有圆缩的囊前型，皂甙则在 1∶200 能完全抑制原虫生长，1∶500 时即出现园缩的囊前型，1∶1000 时出现滋养体感染大白鼠的治疗作用；抗阴道滴虫，在体外抗阴道滴虫的试验中，60% 的浸膏或水液于 5% 浓度时，5min 即可杀灭滴虫，流浸膏对阴道黏膜刺激很大，但以丙酮、乙醚相继提取所得部分刺激性小，对滴虫仍然有效，另有报道白头翁粉杀滴虫的 MIC 为 2mg/mL；抗菌作用，白头翁新鲜茎叶榨取的汁液对金黄色葡萄球菌绿脓杆菌有抑制作用；对痢疾杆菌的作用较差，但亦有报告，煎剂对痢疾杆菌之作用依菌种浓度不同而异；抗病毒作用，白头翁水浸液能延长患流感病毒 PR8 小白鼠的存活日期，对其肺部损伤亦有改善；其它作用，据报道白头翁乙醇提取物具有镇静、镇痛及抗痉挛作用。

【处方用名】白头翁。

【炮制方法】拣去杂质，春冬季用温水抢洗，夏季用冷水抢洗，捞入筐内，覆盖湿布，次日取出，切成半分厚横片晒干。

【质量要求】水分不得过13.0%，总灰分不得过11.0%，酸不溶性灰分不得过6.0%。照醇溶性浸出物测定法（通则2201）项下的冷浸法测定，用水饱和的正丁醇作溶剂，不得少于17.0%。

【炮制作用】

白头翁生用凉血止血。如治湿热毒痢的白头翁汤（《伤寒论》）；治产后血虚下痢的白头翁加甘草阿胶汤（《金匮要略》）；治瘰疬，配伍当归、丹皮、夏枯草（《本草汇言》）。炒炭后增强了止血作用，如治崩漏，配伍莲蓬炭、棕榈炭（《本草汇言》）。

【民间用法】

白头翁解毒汤

白头翁50g，银花、木槿花各30g，白糖30g。

将白头翁、银花、木槿花煎取浓汁200g，加白糖，温服。适宜于湿热型菌痢（《保健药膳》）。

【贮藏】装箱内加盖，防潮。

叁

泻下药

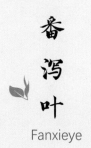

番泻叶

SENNAE FOLIUM

Fanxieye

【来　源】本品为豆科植物狭叶番泻 *Cassia angustifolia* Vahl、双尖叶番泻 *Cassia acutifolia* Delile的干燥叶。

【药　性】甘、苦，大寒。入大肠经。

【功　效】泻热导滞；通便；利水。

【应　用】本品性寒味苦，质黏而润滑，能进入大肠经泻积热而润肠燥，故可用于热结便秘，用于热结积滞，便秘腹痛，水肿胀满。

【用法用量】2~6g，后下，或开水泡服。

【使用注意】服量不宜过大，过量则有恶心、呕吐、腹痛等副作用，可配伍木香、藿香等行气和中药品同用，可减少此弊。

【现代研究】

1. 化学成分：狭叶番泻叶含番泻苷（A–D）、大黄酸葡萄糖苷、芦荟大黄素-8-葡萄糖苷、大黄酸、芦荟大黄素、芦荟大黄素双蒽醌苷。狭叶番泻果实中含番泻苷A、B及大黄酸、大黄酚等。

番泻叶

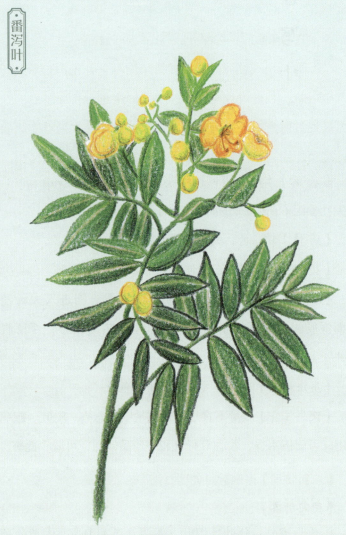

SENNAE FOLIUM

尖叶番泻叶含番泻苷A、B、C、大黄酸-1-葡萄糖苷、大黄酸-8-葡萄糖苷、芦荟大黄素、芦荟大黄素-8-葡萄糖苷、大黄酸等。其中根部含有游离蒽醌、蒽醌苷、二蒽酮苷等成分。

2.药理作用：泻下作用，番泻叶口服，一般有效成分在胃及小肠部位吸收，且分解过程药物一般于肝中进行，分解后的有效成分可以通过血液循环影响骨盆神经节从而调控大肠运动而导致腹泻；抗菌作用，番泻叶对临床上的很多细菌具有抑制作用，且抑菌效果明显；肌肉松弛与解痉作用；毒性作用；止血作用。

【处方用名】番泻叶。

【炮制方法】拣去杂质，筛尽灰尘，折去梗棒。

【质量要求】狭叶番泻叶：呈长卵形或卵状披针形，长 1.5~5cm，宽 0.4~2cm，叶端急尖，叶基稍不对称，全缘。上表面黄绿色，下表面浅黄绿色，无毛或近无毛，叶脉稍隆起。革质。气微弱而特异，味微苦，稍有黏性。尖叶番泻叶；呈披针形或长卵形，略卷曲，叶端短尖或微突，叶基不对称，两面均有细短毛茸。杂质不超过 6%，水分不得过 10.0%，本品按燥品计算，含番泻苷 A 和番泻苷 B 总量不得少于 1.1%。

【炮制作用】炮制后可使药材洁净。

【民间用法】

番泻叶适量，研细粉，装入胶囊（每粒胶囊含生药0.5g）。用本方治疗上消化道出血（胃、十二指肠溃疡、胃炎等）109例，完全止血103例，无效6例，有效率为94.5%。完全止血时间最短7h，最长6天，平均2.68天。每次服2粒（或每次服药粉1g），每天3次，温开水送下（《中医世家》）。

【贮藏】装箱内盖好。

芦荟

ALOE

Luhui

【来 源】本品为百合科植物库拉索芦荟 *Aloe barbadensis* Miller、好望角芦荟 *Aloe ferox* Miller或其他同属近缘植物叶的汁液浓缩干燥物。库拉索芦荟习称"老芦荟"，好望角芦荟习称"新芦荟"。

【药 性】苦，寒，归肝、胃、大肠经。

【功 效】清肝热，通便。

【应 用】

1. 用于热结便秘或习惯性便秘。本品泻火通便，能治热结便秘、头晕目赤、烦躁失眠等症，可与茯苓、朱砂等配伍应用。

2. 用于肝经实火、头晕头痛、躁狂易怒等症。芦荟味苦性寒，既能凉肝清热，又可泻热通便，故对肝经实火而兼大便秘结者，可以起到"釜底抽薪"的功效。

3. 用于蛔虫腹痛或小儿疳积等症。本品既能泄热通便，又能驱虫，故对蛔虫腹痛，可与使君子、苦楝根皮等配合应用。此外，本品外用有杀虫之功，可用治癣疾。

【用法用量】2~5g。外用适量，研末敷患处。

芦荟

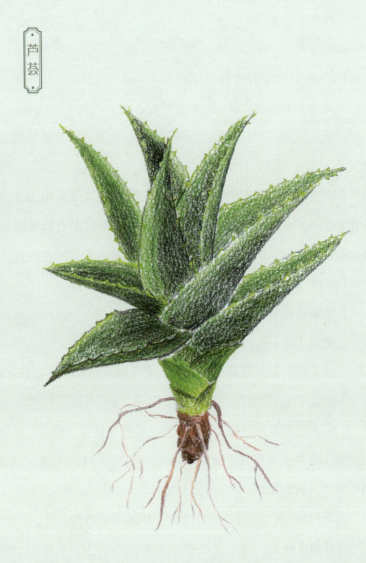

ALOE

【使用注意】孕妇忌服；凡儿脾胃虚寒作泻及不思食者禁用。

【现代研究】

1. 化学成分：库拉索芦荟叶的新鲜汁液含芦荟大黄素甙、对香豆酸、少量 α–葡萄糖、蛋白质及许多草酸钙的结晶。好望角芦荟叶的新鲜汁液含芦荟大黄素甙和异芦荟大黄素甙。

2. 药理作用：泻下作用，各种芦荟属植物皆含蒽醌衍化物，尤其是芦荟大黄素甙，能够通过在肠管中放出大黄素等发挥刺激性泻下作用；治疗创伤作用，芦荟水浸物（10%溶液）于人工结膜水肿的兔，可缩短治愈天数，对人工创伤的鼠背，有轻度促进愈合的作用；抗癌作用，芦荟提取物1:500醇浸出物，在体内可抑制肉瘤–180和艾氏腹水癌生长；抗细菌、真菌及消炎作用。

【处方用名】芦荟、真芦荟。

【炮制方法】拣去杂质，砸成小块。

【质量要求】库拉索芦荟；呈不规则块状，常破裂为多角形，大小不一。表面呈暗红褐色或深褐色，无光泽。体轻，质硬，不易破碎，断面粗糙或显麻纹。富吸湿性。有特殊臭气，味极苦。好望角芦荟；表面呈暗褐色，略显绿色，有光泽。体轻，质松，易碎，断面玻璃样而有层纹。

【炮制作用】使药物净洁，便于调剂和制剂。

【民间用法】

蜜汁芦荟

芦荟大鲜叶800g，鸡蛋2只，精炼油1500g，白糖150g，面粉、淀粉、黄樱桃、绿樱桃适量点缀物。芦荟去皮取净肉，漂洗干净切成1cm大小正方丁备用。鸡蛋打开放入碗中调散再放入面粉、淀粉用筷搅拌成蛋糊，把芦荟丁摆入蛋糊中。待油锅烧六成热时，把裹好的芦荟丁下锅炸至金黄色捞出。锅中放100g水烧开后放白糖150g，成蜂蜜色时，把炸好的芦荟、黄樱桃、绿樱桃放入蜜汁入翻炒装点好的盘中即成。清热解毒（《保健药膳》）。

【贮存】置阴凉干燥处

郁李仁

PRUNI SEMEN

Yuliren

【来　源】本品为蔷薇科植物欧李*Prunus humilis* Bunge.、郁李*Prunus japonica* Thunb.或长柄扁桃*Prunus pedunculata* Maxim.的干燥成熟种子。前二种习称"小李仁"，后一种习称"大李仁"。夏、秋二季采收成熟果实，除去果肉及核壳，取出种子，干燥。

【药　性】辛、苦、甘，平。归脾、大肠、小肠经。

【功　效】润燥滑肠，下气，利水。

【应　用】

1. 用于肠燥便秘。郁李仁体润滑降，具缓泻之功，善导大肠燥秘，常配合火麻仁、瓜蒌仁同用。

2. 用于小便不利、水肿、脚气等症。郁李仁又能利小便而退水肿，对水肿腹满、二便不利者，常用以配生苡仁、冬瓜皮等同用。

【用法用量】内服：煎汤，6~10g；或入丸、散。

【使用注意】阴虚液亏及孕妇慎服，《本草经疏》：津液不足者，慎勿轻用。

《得配本草》中记载：大便不实者禁用。

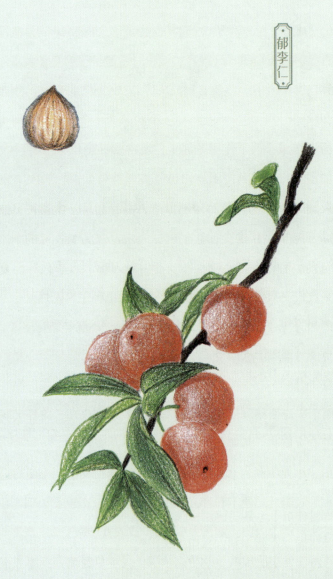

郁李仁

PRUNI SEMEN

【现代研究】

1. 化学成分：郁李种子含苦杏仁甙、脂肪油58.3%~74.2%、挥发性有机酸、粗蛋白质、纤维素、淀粉、油酸。又含皂甙0.96%、植物甾醇、维生素B1，茎皮含鞣质6.3%、纤维素24.94%。叶含维生素C7.30%。

2. 药理作用：泻下作用，郁李仁所含的郁李仁甙对实验大鼠有强烈的泻下作用，其泻下作用机制类似番泻甙，均属大肠性泻剂；抗炎镇痛作用，从郁李仁中提取的蛋白成分IR-A和IR-B静脉给药有抗炎和镇痛作用。

【处方用名】郁李仁（即郁李仁种子，用时打碎）。

【炮制方法】筛去泥屑，淘净，拣净杂质和碎壳，晒干，用时捣碎。《雷公炮炙论》："凡采得（郁李仁），先汤浸，然，削上尖，去皮令净，用生蜜浸一宿，漉出阴干，研如膏用。"

【质量要求】小李仁：呈卵形长 5~8mm，直径 3~5mm 表面黄白色或浅棕色，一端尖，另端钝圆。尖端一侧有线形种脐，圆端中央有深色合点，自合点处向上具多条纵向维管束脉纹。种皮薄，子叶 2，乳白色，富油性。气微，味微苦。大李仁：长 6~10mm 直径 5~7mm。表面黄棕色。

【炮制作用】生品通便、行气、利水的作用较强，用于肠燥便秘，水肿胀满，小便不利；亦用于食积气滞，湿脚气，取其行气通便，利水消肿的作用。炒郁李仁与生品作用基本相同。因生品作用较猛，通便前常有腹部隐痛，炒后药性较缓，适于老人、虚人及产后便秘。

【民间用法】

郁李仁粥

郁李仁、柏子仁各10~15g，粳米50~100g，蜂蜜适量。先将李仁、柏子仁去尽皮、壳、杂质，捣烂，同粳米煮粥，待粥将熟时，兑入蜂蜜，稍煮沸即可。用法；每日2次,2~3次为1疗程。润肠通便，养心安神，适用于心悸，失眠，健忘，长期便秘或老年性便秘（《保健药膳》）。

【贮存】置阴凉干燥处，防蛀。

温里药

肉桂

CINNAMOMI CORTEX

Rougui

【来　源】本品为樟科植物肉桂 *Cinnamomum cassia* Presl 的干燥树皮。多于秋季剥取，阴干。

【药　性】辛、甘，大热。归肾、脾、心、肝经。

【功　效】补火助阳，引火归元，散寒止痛，温通经脉。

【应　用】用于阳痿宫冷，腰膝冷痛，肾虚作喘，虚阳上浮，眩晕目赤，心腹冷痛，虚寒吐泻，寒疝腹痛，痛经经闭。

【用法用量】1~5g。内服煎汤，不宜久煎；研末或入丸剂。外用研末调敷，浸酒涂擦。

【使用注意】有出血倾向者及孕妇慎用，不宜与赤石脂同用。阴虚火旺忌服，孕妇慎服。

【现代研究】

1. 化学成分：含挥发油（称桂皮油）1%~2%，主要成分为桂皮醛75%~90%，并含少量乙酸桂皮酯、乙酸苯丙酯等。

2. 药理作用：本品有扩张血管、促进血液循环、增强冠脉及

肉桂

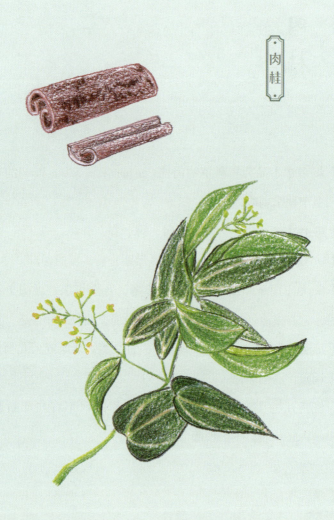

CINNAMOMI CORTEX

脑血流量、抗血小板凝集、抗凝血酶、镇静、镇痛、解热、抗惊厥、促进肠运动、增强消化机能、缓解胃肠痉挛性疼痛、抗溃疡、降糖、抑菌等多种药理作用。

【处方用名】肉桂、桂皮、官桂。

【质量要求】本品水分不得过15.0%，总灰分不得过5.0%，含挥发油不得少于1.2%（mL/g）。

【民间用法】

肉桂粥

取粳米60g，肉桂粉5g煎煮，可温中补阳。适用于宫冷不孕、虚寒痛经等症（《千金方》）。

【贮存】置阴凉干燥处。

高良姜

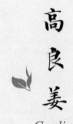

ALPINIAE OFFICINARUM RHIZOMA

Gaoliangjiang

【来　源】本品为姜科植物高良姜*Alpinia officinarum* Hance的干燥根茎。夏末秋初采挖，除去须根和残留的鳞片，洗净，切段，晒干。

【药　性】辛，热。归脾、胃经。

【功　效】温胃止呕，散寒止痛。

【应　用】用于脘腹冷痛，胃寒呕吐，嗳气吞酸。

【用法用量】内服：3~6g。

【使用注意】阴虚有热者禁服。

【现代研究】

1. 化学成分：挥发油类（1,8-桉油精、β-蒎烯、坎烯、α-松油醇、樟脑等）、黄酮类（高良姜素、高良姜素-3-甲醚、山奈素-4'-甲醚山奈酚、槲皮素、乔松素等）、二苯基庚烷类、苯丙素类，还包括萜类成分、内酯类化合物和简单有机酸类、部分甾醇及苷类化合物。

高良姜

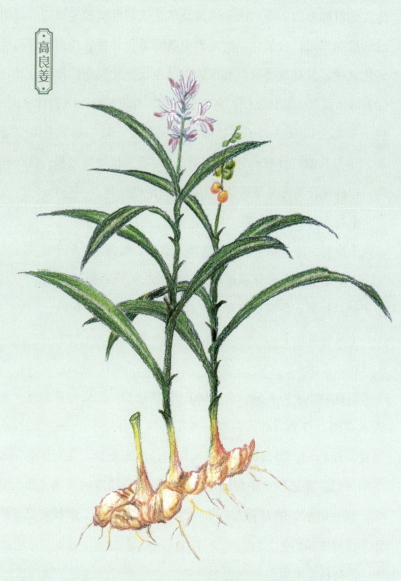

ALPINIAE OFFICINARUM RHIZOMA

2. 药理作用：抗菌作用：高良姜对多种菌种的抑制效果明显，挥发油对酵母菌、革兰氏阳性菌及革兰氏阴性菌的生长均有较明显的抑制作用；抗氧化：高良姜中黄酮类化合物表现出较好的抗氧化活性，且高良姜素具有保护DNA免受氧化损伤的作用，并且能有效清除其他氧化基团；高良姜醇提物有较好清除DPPH和ABTS自由基能力以及铁离子还原能力；抗肿瘤：黄酮类成分高良姜素，多与其他抗肿瘤药物联合应用，可增强抗肿瘤效果；抗炎作用：单体化合物尤其是高良姜素的抗炎活性显著。

【处方用名】高良姜、良姜。

【炮制方法】除去杂质，洗净，润透，切薄片，晒干。

【质量要求】水分不得过16.0%，总灰分不得过4.0%，本品按干燥品计算，含高良姜素（$C_{15}H_{10}O_5$）不得少于0.70%。

【民间用法】

1. 二姜粥

高良姜、干姜各5g，大米50g，白糖适量。二姜水煎取汁，加大米煮粥，待沸时加入白糖，煮至粥熟。每日于中午空腹时1次顿食，连3~5d。温暖脾胃，益气和中，散寒止痛。尤宜于老年人冬季保健，亦适用于中焦虚寒，或寒滞脾胃所致的腹痛、恶心呕吐、泛吐清水、纳差乏力、肠鸣泄泻，形寒背冷、四肢不温等病症（《养生知药》）。

2. 高良姜米粥

高良姜10g，粳米150g。将洗净的粳米放入锅中，加适量水，先大火烧沸，再小火煮40min，然后调入打成细粉的高良姜末，煮沸即可。可当正餐食用。健脾暖胃，缓解疼痛。适用于精神紧张或脾胃虚寒造成脘腹疼痛、厌食等病症（《养生知药》）。

3. 高良姜炖鸡

高良姜5g，陈皮3g，草果3g，胡椒2g，鸡肉500g，葱适量。先将鸡肉切块放入水中，大火煮沸，撇去浮沫，再将上述洗净的药材一同放入炖盅，同炖1.5h。调味后喝汤吃肉。温中散寒，益气补虚。一般情况体质偏于虚寒的人都可食用，尤适用于脾胃虚寒、脘腹冷痛、呕吐泄泻、体虚瘦弱、虚寒痛经者（《养生知药》）。

4. 高良姜焖鸡

高良姜6g，陈皮5g，胡椒5g，公鸡1只，苹果1个。将洗净切块的公鸡及上述材料放入砂锅内，加水适量，大火煮沸，改小火焖至熟烂，加佐料调味即成。每周一剂，分次佐餐食用。温暖脾胃，散寒止痛，滋阴养血。尤宜于儿童及老年人冬季保健，亦适用于寒邪犯胃所致的胃脘冷痛，喜暖热饮，口淡乏味，小便清长，舌淡胖、苔白滑，脉弦紧等病症（《养生知药》）。

5. 姜砂羊骨粥

高良姜10g，砂仁10g，羊脊骨300g，大米100g。将羊脊骨放锅内，加水煎煮2h，后放入高良姜、砂仁，煨30min，取汁加大米共煮成粥，加佐料调味即成（《养生知药》）。

【贮存】置阴凉干燥处。

八角茴香

ANISI STELLATI FRUCTUS

Bajiaohuixiang

【来　源】本品为木兰科植物八角茴香 *Illicium verum* Hook. f. 的干燥成熟果实。秋、冬二季果实由绿变黄时采摘，置沸水中略烫后干燥或直接干燥。

【药　性】辛，温。归肝、肾、脾、胃经。

【功　效】温阳散寒，理气止痛。

【应　用】用于寒疝腹痛，肾虚腰痛，胃寒呕吐，脘腹冷痛。

【用法用量】3~6g。

【使用注意】本品辛温，阴虚火旺者慎用。

【现代研究】

1. 化学成分：主要包括苯丙素类、黄酮类、酚酸类、倍半萜类、三萜类等。果实含挥发油4%~9%，一般约为5%（果皮中较多）、脂肪油约22%（主存于种子中）及蛋白质、树胶、树脂等。挥发油中主要成分为茴香醚（anethole）80%~90%，冷时常自油中析出，其余为D-蒎烯、l-水芹烯、α-萜品醇及少量黄樟

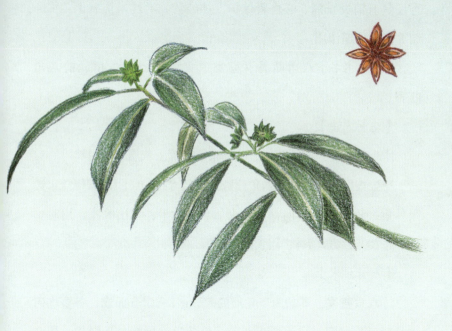

ANISI STELLATI FRUCTUS

醚、甲基胡椒酚（methyl chavicol）。叶含挥发油，油中含茴香醚、茴香醛等。

2. 药理作用：八角茴香药理作用广泛，具有抗菌杀虫的作用，八角茴香的乙醇提取物对金黄色葡萄球菌、肺炎球菌、白喉杆菌、枯草杆菌、霍乱弧菌、伤寒杆菌、副伤寒杆菌、痢疾杆菌、大肠杆菌及常见致病性皮肤真菌均有较强的抑制作用。此外，八角茴香还具有消炎止痛、心血管保护、神经营养活性、抗氧化、抗肿瘤等多种药理作用。

【处方用名】八角茴香、茴香、大茴香、大八角、盐八角茴香。

【炮制方法】

1. 八角茴香：取原药材，除去杂质，筛去灰屑，用时捣碎。

2. 盐八角茴香：取净八角茴香，加盐水拌匀，闷润，待盐水被吸尽后，置炒制容器内，用文火加热，炒干，取出晾凉，用时捣碎。每100kg八角茴香，用食盐2kg。

【质量要求】

1. 八角茴香：本品为车轮形的果，由8瓣聚合而成，各瓣均向上开口或不开口，呈小艇形，外表红棕色，顶端呈鸟喙状，质坚脆，种子胚乳白色，富油性，气芳香，味辛甜，本品含挥发油不得少于4.0%（mL/g），含反式茴香脑（$C_{10}H_{12}O$）不得少于4.0%。

2. 盐八角茴香：本品形如八角茴香，表面深红棕色，味微咸。

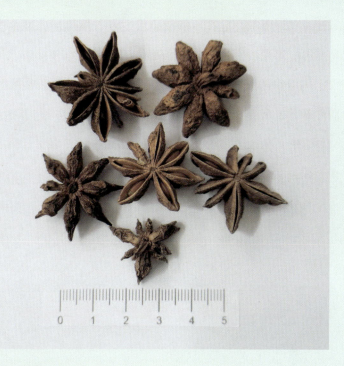

【炮制作用】

1. 八角茴香：味辛，性温。归肝、肾、脾、胃经。临床常用生品。具有温阳散寒、理气止痛的功能。用于胃寒呕吐，脘腹冷痛，寒疝腹痛。

2. 盐八角茴香：能引药下行，长于温暖肝肾，疗疝止痛。多用于肾虚腰痛，疝气疼痛，寒湿脚气。

【民间用法】

主要用作食物调味品。

八角茴香水

取八角茴香油20mL、乙醇570mL，搅拌溶解后，缓缓加入

100mL的水，随加随搅拌，加滑石粉适量，搅拌，滤过后即得八角茴香水。遮光，密封，置阴凉处。口服，一次0.1~1.0mL，每日0.3~3.0mL。具有矫味、祛风的功效，用于健胃止呕，呕吐腹泻等症（《中华医方》）。

【贮存】置阴凉干燥处。

理气药

陈皮

CITRI RETICULATAE PERICARPIUM

Chenpi

【来 源】本品为芸香科植物橘*Citrus reticulata* Blanco及其栽培变种的干燥成熟果皮。药材分为"陈皮"和"广陈皮"。采摘成熟果实，剥取果皮，晒干或低温干燥。

【药 性】苦、辛，温。归肺、脾经。

【功 效】理气健脾，燥湿化痰。

【应 用】用于脘腹胀满，食少吐泻，咳嗽痰多。

【用法用量】3~10g。

【现代研究】

1. 化学成分：陈皮的主要化学成分有挥发油、黄酮、生物碱和微量元素等。挥发油中主要含有D-柠檬烯、β-月桂烯、α-蒎烯等，黄酮类成分主要有橙皮苷、新橙皮苷、柑橘素、二氢川陈皮素及5-去甲二氢川陈皮素等，微量元素主要有钾、钠、钙、镁、铜、锌、铁、锶等。

2. 药理作用：陈皮具有抑菌、抗炎、抗氧化、抗肿瘤、促消

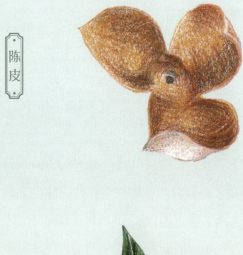

陈皮

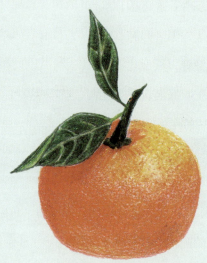

CITRI RETICULATAE PERICARPIUM

化、祛痰、保肝、降血压和神经保护等多种作用。

【处方用名】陈皮、橘皮、陈橘皮、广陈皮、新会皮。

【质量要求】本品含橙皮苷（$C_{28}H_{34}O_{15}$）不得少于2.5%，广陈皮含橙皮苷（$C_{28}H_{34}O_{15}$）不得少于1.75%，含川陈皮素（$C_{21}H_{22}O_8$）和橘皮素（$C_{20}H_{20}O_7$）的总量，不得少于0.40%。水分不得过13.0%。

【民间用法】

陈皮粥

陈皮10g，苎麻根30g，高良姜10g，粳米50~100g，细盐少许。将以上前三味药捣为末，每次用10g，水煎，去渣取汁，入粳米煮粥，临熟，入盐少许。早、晚分2次服食。具有理气、温中、安胎的功效，用于治疗寒凝气滞、虚寒所致妊娠下血、胎动不安并有腹中疼痛、大便溏薄、四肢清冷等（《中国药膳大辞典》）。

【贮存】置阴凉干燥处，防霉，防蛀。

川木香

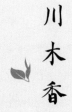

VLADIMIRIAE RADIX

Chuanmuxiang

【来 源】本品为菊科植物川木香*Vladimiria souliei*（Franch.）Ling或灰毛川木香*Vladimiria souliei*（Franch.）Ling var.*cinerea* Ling的干燥根。

【药 性】辛、苦，温。归脾、胃、大肠、胆经。

【功 效】行气止痛，温中和胃。

【应 用】脘腹胀痛，呕吐，肠鸣泄泻，里急后重，两胁不舒，肝胆疼痛。

【用法用量】3~9g。

【现代研究】

1. 化学成分：（1）倍半萜内酯类：川木香内酯、去氢木香内酯、木香烃内酯等；（2）木脂素类：松脂素、丁香脂素和罗汉松脂素等；（3）挥发油类成分：β–榄香烯、α–佛手柑油烯、α–姜黄烯、菖蒲二烯、香橙烯、木香醇、长叶烯、雪松烯等。

2. 药理作用：（1）对胃肠道的作用：木香烃内酯和去氢木香

·川木香·

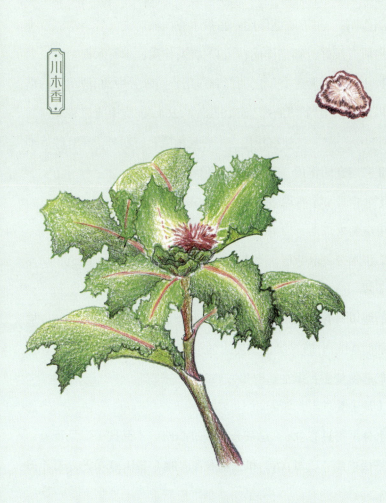

VLADIMIRIAE RADIX

内酯可以明显抑制乙醇诱导的小鼠胃溃疡的形成，改善氧化应激和促进细胞增殖；（2）利胆作用：川木香醇提物具有较显著的镇痛利胆作用；（3）解痉作用：去氢木香内酯对支气管平滑肌及小肠平滑肌有较好的解痉作用；（4）抗炎作用：木香水提物对二甲苯所致小鼠耳廓肿胀有一定的抑制作用，川木香中的4种罕见的倍半萜内酯在脂多糖（LPS）刺激的RAW 264.7细胞中能显著地抑制NO的产生；（5）抗肿瘤作用：木香烃内酯具有明显诱导乳腺癌细胞MCF-7凋亡的作用，且具有浓度依赖性。

【处方用名】木香。

【炮制方法】

1.川木香：取药材，除去杂质及"油头"，洗净，润透，切厚片，干燥。

2.煨川木香：取净川木香片，在铁丝匾中，用一层草纸，一层川木香，间隔平铺数层，置炉火旁或烘干室内，烘煨至川木香中所含的挥发油渗至纸上，取出，放凉。

【质量要求】

水分不得过12.0%，总灰分不得过4.0%，本品按干燥品计算，含木香烃内酯（$C_{15}H_{20}O_2$）和去氢木香内酯（$C_{15}H_{18}O_2$）的总量不得少于3.2%。

【贮存】置干燥阴凉处。

薤白

Xiebai

ALLII MACROSTEMONIS BULBUS

【来源】本品为百合科植物小根蒜*Allium macrostemon* Bge.或薤*Allium chinense* G. Don的干燥鳞茎。夏、秋二季采挖，洗净，除去须根，蒸透或置沸水中烫透，晒干。

【药性】辛、苦，温。归心、肺、胃、大肠经。

【功效】通阳散结，行气导滞。

【应用】用于胸痹心痛，脘腹痞满胀痛，泻痢后重。

【用法用量】5~10g。

【现代研究】

1. 化学成分：（1）甾体皂苷（包括螺甾烷和呋甾烷两种类型）；（2）挥发油（含硫化合物：甲基烯丙基三硫、二甲基三硫、甲基丙基二硫和二甲基二硫等）；（3）含氮化合物（富含游离氨基酸，如苏氨酸、精氨酸、组氨酸、赖氨酸等17种常见的氨基酸）；（4）多糖（主要由阿拉伯糖、葡萄糖、鼠李糖、半乳糖等单糖组成）；（5）脂肪酸类（含有丰富的长链脂肪酸，如亚油酸、棕榈酸、油酸、花生酸、硬脂酸等）化合物等多种生物活性成分。

2. 药理作用

具有较好的降血脂、平喘、抗肿瘤、防止动脉粥状硬化等药理作用，薤白中的腺苷、挥发油和皂苷类成分均具有较强的抑制血小板聚集作用。

（1）抗血小板聚集作用：薤白中的腺苷、挥发油和皂苷类成分均具有较强的抑制血小板聚集作用，薤白皂苷可抑制腺苷二磷酸（Adenosine diphosphate，ADP）、花生四烯酸（Arachidonic acid，AA）、血小板活化因子（Platelet-activating factor，PAF）诱导的血小板聚集，并能抑制血小板 – 中性粒细胞间的相互作用；（2）抗肿瘤作用：薤白具有良好的抗肿瘤作用，对肝癌（HepG2、Hep-3B）、胃癌（BGC-823、MGC80-3）、乳腺癌（MDA-MB-231、MCF-7）、神经癌（SF-268）、宫颈癌（Hela）、肺癌（NCI-H460、A549、SPC-A-1）、鼻咽癌（CNE-1）等肿瘤细胞表现出细胞毒性；（3）还可以抑菌、抗炎、抗抑郁。

【处方用名】薤白。

【质量要求】

1. 小根蒜：呈不规则卵圆形，高0.5~1.5cm，直径0.5~1.8cm。表面黄白色或淡黄棕色，皱缩，半透明，有类白色膜质鳞片包被，底部有突起的鳞茎盘。质硬，角质样。有蒜臭，味微辣。

2. 薤：呈略扁的长卵形，高1~3cm，直径0.3~1.2cm。表面淡黄

薤白

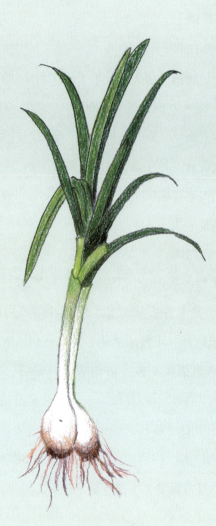

ALLII MACROSTEMONIS BULBUS

棕色或棕褐色，具浅纵皱纹。质较软，断面可见鳞叶2~3层。嚼之粘牙。

【民间用法】

1. 人参薤白鸡子粥

人参9g，薤白（切）9g，鸡子（去黄）1枚，粟米150g。先将人参打碎，放入砂锅，加水4000mL，煮至2000mL，去渣留人参汁，下粟米煮粥，将熟时下鸡子清、薤白，再煮，煮熟即可。每日1剂，分2次饮食。具有益气通阳，豁痰宽胸，行气导滞的作用。可用于冠心病、老年慢性支气管炎等。注：方中所用的人参宜选红参（《圣济总录》）。

2. 杞叶薤白粥

枸杞叶2g，薤白6g，豆豉10g，粳米50g，葱白7根，糖、精盐、香油、姜末各适量。先将枸杞叶与薤白倒入砂锅，加水煎煮1h，滤渣留汁，下粳米煮粥，粥将成时，加入葱白、豆豉等佐料，继续煮至粥稠味香，再调味至鲜即可。每日1剂，分2次作早、晚餐或当午后点心食用。本品可补肾益精，清热生津，通阳导滞。适用于肾虚精亏，相火妄动，阳气闭郁之腰膝酸痛、腿脚软弱、烦热口渴、胸胁憋闷、心悸失眠、潮热盗汗等；亦可用于更年期妇女日常保健（《圣济总录》）。

3. 薤白粥

薤白25g，粳米100g。将薤白、粳米洗净后，入锅煮粥，粥熟后加适量调味品即可。本品可宽胸通阳、行气止痛。适宜于冠心病胸闷不舒或心绞痛病患者食用。

4. 薤白煎鸡蛋

薤白100g，鸡蛋3枚，盐少许。将薤白洗净切细，鸡蛋磕入碗内放盐、薤白，用竹筷抽打起泡。将平底锅烧热，放入适量油，油热后倒入鸡蛋液，将鸡蛋一面煎焦黄即可。本品可辛香开胃，宽胸除痹。可用于治疗胸痹心痛。

5. 薤白膏

薤白30g，白砂糖60g。将薤白剥皮，加适量水，捣烂如泥，放入砂锅内，与白砂糖熬成膏状。本品可止咳平喘。可用于防治急性上呼吸道感染引起的咳嗽、哮喘（《养生知药》）。

【贮存】置干燥处，防蛀。

甘松

NARDOSTACHYOS RADIX ET RHIZOMA

Gansong

【来 源】本品为败酱科植物甘松*Nardostachys jatamansi* DC.的干燥根及根茎。春、秋二季采挖，除去泥沙和杂质，晒干或阴干。

【药 性】辛、甘，温。归脾、胃经。

【功 效】理气止痛，开郁醒脾；外用祛湿消肿。

【应 用】用于脘腹胀满，食欲不振，呕吐；外用治牙痛，脚气肿毒。

【用法用量】3~6g。外用适量，泡汤漱口或煎汤洗脚或研末敷患处。

【现代研究】

1. 化学成分：主要有黄酮类（柚皮素、刺槐素、蒙花苷、木犀草素、香叶素等）、香豆素类（甘松素、当归素、山芹醇、甘松醇等）以及各种类型的倍半萜（如马兜铃烷型倍半萜、甘松新酮型倍半萜、愈创木烷型倍半萜、lemnalane型倍半萜等。

2. 药理作用：（1）抗心律失常：甘松新酮通过影响 cAMP-

甘松

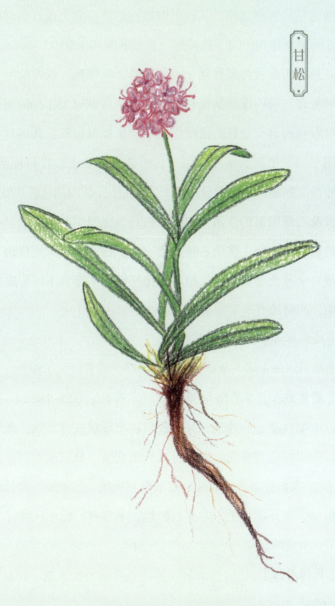

NARDOSTACHYOS RADIX ET RHIZOMA

PKA 细胞信号转导通路，从而对快速性心律失常大鼠心肌细胞具有较好的抑制作用；（2）抗抑郁：甘松新酮和 1（10）–aristolen-9β–ol 具有明显抗抑郁作用；（3）镇静、抗惊厥、抗癫痫：甘松水煎剂配合口服丙戊酸钠缓释片的病例平均癫痫发作次数明显降低，对癫痫病具有较好的治疗作用；甘松提取物和白菖烯具有镇静作用；（4）平滑肌解痉作用：甘松具有扩张支气管药理活性，其乙醇提取物能作用于部分离体平滑肌组织，从而拮抗组织胺、5-羟色胺及乙酰胆碱的作用；同时甘松对氯化钡引起的痉挛具有一定的拮抗作用；（5）抗菌、抗氧化：甘松挥发油对大肠杆菌、酿酒酵母、金黄色葡萄球菌、枯草芽孢杆菌、木霉有不同程度的抑制作用，同时还有一定的抗氧化活性。

【处方用名】甘松、香甘松。

【炮制方法】除去杂质和泥沙，洗净，切长段，干燥。

【质量要求】本品略呈圆锥形，多弯曲，长5~18cm。根茎短小，上端有茎、叶残基，呈狭长的膜质片状或纤维状。外层黑棕色，内层棕色或黄色。根单一或数条交结、分枝或并列，直径0.3~1cm。表面棕褐色，皱缩，有细根和须根。质松脆，易折断，断面粗糙，皮部深棕色，常呈裂片状，木部黄白色。气特异，味苦而辛，有清凉感。

【民间用法】

甘松粥

甘松6g，大米100g。将甘松择净，放入锅中，加清水适量，浸泡5~10min后，水煎取汁，加大米煮为稀粥服食，每日1剂，连续5~7天。本品可行气健脾，补脾健胃。适用于气闷胸痛，脘腹胀满，食欲不振，胃寒呕吐，肢软乏力等（《常用中药养生图册》）。

【贮存】置阴凉干燥处，防潮，防蛀。